AF347080

GUIDE AUX EAUX

DE

# BOURBON-L'ARCHAMBAULT

# AVANT-PROPOS

Après dix années d'exercice près de la station thermale de Bourbon-l'Archambault, après un examen attentif des faits nombreux qui ont passé sous nos yeux, durant cette période de temps déjà longue, nous avons pensé qu'il nous était permis de dire, en connaissance de cause, ce qu'est la station dont l'inspection nous a été confiée, et d'examiner ce qu'elle pourrait être.

Nous n'avons rien dissimulé dans ce livre. Nous avons voulu, avant tout, que le public médical, en vue duquel nous l'écrivions, fut nettement renseigné sur la valeur des Eaux de Bourbon ; qu'il sût complètement à quoi s'en tenir lorsqu'il fait tomber son choix sur cette station, peut-être aujourd'hui un peu délaissée par la mode et privée de tout puissant patronage, mais qui mériterait certainement un meilleur sort.

Aussi, écrite en toute sincérité, notre notice ne ressemble-t-elle en rien aux nombreuses brochures que chaque saison nouvelle voit éclore. On nous rendra cette justice, nous aimons à l'espérer, qu'aucun détail, en ce petit livre, ne trahit les préoccupations d'une industrialisme intéressé. Nous avons cherché surtout à dire la vérité, et nous croyons l'avoir fait avec indépendance. N'était la disproportion des ouvrages, nous répéterions volontiers, à propos de cet opuscule, les paroles de Montaigne : *C'est ici un livre de bonne foi, lecteur*. On voudra bien, sans doute, nous tenir compte de l'intention.

Dans un tableau récapitulatif, nous avons tenté de retracer le mouvement des malades qui fréquentent Bourbon-l'Archambault, et d'indiquer la série des maladies qui sont plus particulièrement traitées par ces eaux. Ces maladies s'y trouvent classées d'après leur ordre de fréquence. Les désignations qui leur sont appliquées, bien qu'elles ne soient pas généralement acceptées, donneront, nous le pensons, une idée assez juste de la destination thérapeutique à attendre des eaux que nous dirigeons, de la nature et de l'espèce des maladies auxquelles nous avons plus spécialement affaire.

Les résultats thérapeutiques obtenus, et c'est surtout ici que la vérité doit éclater dans tout son jour, ne disent que ce qui est. Ils se trouvent être, en outre, en parfaite concordance avec ceux que nos devanciers avaient signalés dans leurs publications

Si nous avons préféré ne donner que des résultats généraux, au lieu de reproduire, dans le corps du livre, des observations cliniques qu'il est toujours facile de mettre en lumière, c'est que ces observatjons de choix nous paraissent n'avoir souvent d'autre résultat que de mieux faire sentir la nécessité de passer le reste sous silence.

Pourtant, ce n'a été qu'avec peine et fort à regret que nous nous sommes soumis à cette règle en ce qui concerne le traitement de l'hémiplégie de cause cérébrale, par le traitement thermal de Bourbon. Notre intention première avait même été d'y déroger en ce point. Nous nous donnions comme motifs, que c'est là une médication tout à fait spéciale, peu connue et digne de toute l'attention des médecins. Nous croyions qu'elle méritait leurs méditations au même titre qui lui a valu déjà d'être l'objet d'une longue discussion à la société d'hydrologie médicale de Paris. D'ailleurs, bien que cette pratique soit de tradition bien ancienne à Bourbon, le sujet nous semblait encore à peu près neuf pour le plus grand nombre des médecins de qui ce traitement est fort peu connu.

Malgré ces arguments puissants, nous nous sommes abstenu, en nous rappelant l'opinion que nous énoncions il n'y a qu'un instant, c'est-à-dire que quelques observations de choix ne sauraient avoir une bien large portée et une grande signification. Dans ce livre, nous nous en sommes tenu à affirmer une fois de plus, après tous les médecins qui ont pratiqué à ces sources, les résultats heureux de notre traitement hydro-thermal contre les hémiplégies cérébrales. Pour ceux de nos confrères qui seraient désireux de connaître sur quels faits cliniques nous fondons ce privilége justement acquis, suivant nous, dans le traitement de cette triste maladie, et au nom de quels résultats positifs, nous le revendiquons hautement, nous les prions de vouloir bien se reporter à un autre de nos mémoires dans lequel cette question se trouve spécialement traitée, avec observations cliniques à l'appui. (1)

Nous avons déjà dit que c'était surtout aux médecins que ce livre est destiné. Notre plus grand regret serait qu'il fut confondu avec tant de notices écrites dans un but moins louable et fort intéressé, et qu'il n'obtint au moins quelques instants d'attention de leur part.

Si notre principal but a été de renseigner nos confrères, nous n'avons pas pour cela négligé de nous rendre utile aux baigneurs. Chaque année, en effet,

(1) *Étude sur l'emploi des Eaux minérales de Bourbon-l'Archambault dans les hémiplégies cérébrales.* Chez Adrien Delahaye, place de l'École-de-Médecine, à Paris, 1867.

au moment de se diriger vers une source minérale, beaucoup d'entre eux nous demandent de leur adresser quelques renseignements sur Bourbon, ses sources et le pays qui les avoisine. Or, les documents publiés jusqu'ici, sont des monographies des traités spéciaux, sans grand intérêt pour les gens du monde et de la lecture desquels ceux-ci ne sauraient profiter utilement.

Ce petit livre a donc un peu la prétention de combler une double lacune et de répondre aux diverses questions des deux parties, médecins et malades, intéressées à connaître les particularités de la station de Bourbon-l'Archambault. C'est pour cela qu'il nous est apparu comme une publication nécessaire et même urgente.

Nous nous sommes donc mis à l'écrire, car la faire attendre plus longtemps, c'eût été peut-être encourir le reproche d'indifférence à l'égard d'une station à laquelle nous nous sommes, au contraire, consacré, que nous aimons, et pour laquelle nous appelons, plus que personne, la prompte réalisation des promesses qui lui ont été faites.

Avril 1870.

# LE PASSÉ

## DE

# BOURBON-L'ARCHAMBAULT

---

L'origine des thermes de Bourbon-l'Archambault nous reporte au temps de l'occu-
pation des Gaules par les Romains. Ce fut
l'armée de Jules César qui exécuta la première installation des sources, et l'eau minérale coule encore, actuellement, dans un réservoir de construction romaine. La piscine qui
fut créée auprès de cette source était la plus
grande connue, au rapport de Vitruve.

Avant la guerre des Gaules, le territoire
sur lequel jaillit la source était occupé par les
Eduens. Plus tard, après l'intervention de

César, ceux-ci en cédèrent, de leur propre
gré, une partie aux Boïens, peuplade venue
de la Germanie avec les Helvètes, qui, à cause
de sa rare valeur, obtint du général romain
l'autorisation de se fixer au milieu des Gaulois.

Ce fait se passait vers l'an 53 avant J.-C.

L'abondance des eaux thermales de la
source de Bourbon-l'Archambault, leur température, leur efficacité, ne furent pas sans
doute sans influence sur le choix que les Romains firent de ce lieu pour y établir un des
points de centralisation de leur armée. C'est,
du moins, ce qu'on est en droit de conjecturer
en voyant toutes les anciennes routes romai-
nes, de cette partie de la Gaule, venir y conver-
ger. L'importance de l'installation thermale,
sa grandeur attestée par l'histoire et par les restes que quelques fouilles ont permis d'en découvrir, viennent encore à l'appui de cette
opinion. Ce territoire faisait alors partie de la
première Lyonnaise. Il y resta compris jusqu'au moment de la division de la Gaule en
17 provinces, époque où il passa dans la
première Aquitaine. Il appartenait toujours
à celle-ci lors du partage de l'Empire romain,
qui eût lieu à la mort de Théodose, en 395,
et par suite duquel la Gaule devint le lot d'Ho-
norius. Vers la fin du Vᵉ siècle, les habitants

de ce pays s'allièrent à la république des Armoriques et subirent la destinée de celle-ci.

La source thermale qui nous occupe a donc reçu sa première installation des Romains. Quelques siècles après, elle portait le nom d'une famille qui devait plus tard régner sur la France. Il n'est donc pas possible de retracer le passé de cette source, sans dire quelques mots de l'histoire de la maison des ducs de Bourbon.

Dès 420, les Francs avaient, sous la conduite de Pharamond, envahi le Nord de la Gaule pour y fonder un petit état. Sous Clovis, les Francs occupaient toujours le Nord, tandis que le Midi était aux Visigoths et l'Est aux Bourguignons qui possédaient aussi une partie du Bourbonnais. Mais bientôt, par droit de conquête, cette province passa tout entière aux successeurs de Clovis. Enfin vint Dagobert, qui, s'entourant de grands officiers, créant de riches feudataires préparait la puissance de cette féodalité avec laquelle le pouvoir royal dût compter pendant si longtemps, et qui ne fut réellement vaincue que par la main despotique de Louis XIV.

C'est de l'élection de ces grands feudataires que datent les sires de Bourbon. Ils tirèrent leurs noms, suivant les uns, du lieu de leur résidence *Burgumbonum*, Bourg-bon. Suivant d'autres, cette étymologie si simple ne serait pas la bonne. L'abbé de la Porte, entre autres, voudrait que l'on fit dériver le nom de Bourbon du mot celtique *Burbo*, d'où vient le français *bourbe* et *bourbier*. Cette dernière explication semble, en effet, plus probable surtout quand on remarque qu'un vaste étang dont on peut encore voir l'emplacement, entourait le château de Bourbon.

L'un des premiers ducs de Bourbon, Gueffre, d'autres écrivent Waïffre, fut dépossédé de son fief par Pépin-le-Bref, l'an 759, pour s'être uni aux Sarrasins. Charlemagne fit de ce fief une baronnie en faveur de son neveu Nibilonge, à qui il la donna. Enfin, Charles IV l'érigea en duché, en 1327, au profit de Louis I$^{er}$, fils unique de Robert, comte de Clermont, cinquième fils de Saint-Louis, qui avait épousé Béatrix, unique héritière des Bourbon.

Jacques de la Marche, le cadet des fils du duc Louis I$^{er}$, marié en 1335, à Jeanne de Châtillon, héritière de Condé et de Carançai, fut la souche de la branche de Bourbon qui parvint au trône dans la personne d'Henri IV, et par l'extinction de la branche aînée, par suite de la mort de Charles III, comte de Montpensier, dit le connétable de Bourbon, qui, après avoir porté les armes contre nous à Pavie, périt, l'an 1537, sous les murs de Rome qu'il assiégeait. C'est cette même branche qui a donné des souverains aux trônes d'Espagne, de Naples et de Parme.

Louis I<sup>er</sup>, que l'on a surnommé le Grand, en même temps qu'il voyait ériger sa terre de Bourbon en duché-pairie, recevait encore du roi, par échange ou par don, le comté de la Marche, les villes d'Issoudun, de Saint-Pierrre-le-Moûtier et de Montferrand, en Auvergne, ce qui faisait du fief de Bourbon l'un des grands duchés de France.

Dès 1321, Louis I<sup>er</sup> avait commencé à faire reconstruire le château de Bourbon qui tombait en ruines. Après une longue et très-brillante carrière militaire, il vint y résider. C'est alors qu'il consacra ses loisirs à embellir cette résidence qui ne fut pourtant achevée qu'au XV<sup>e</sup> siècle par le duc Pierre II.

Ce château, dont on voit encore les restes formidables, s'élevait sur le sommet d'une sorte de promontoir dont la base est baignée par les eaux d'un ruisseau et par celles de l'étang, aujourd'hui desséché, dont nous avons parlé. Il avait ses fondations sur le rocher. Les murs, en forme de parallélogramme irrégulier, étaient flanqués de vingt-quatre tours; les fossés, qui les ceignaient, étaient pris dans le granit.

Ce fut également le duc Louis I<sup>er</sup> qui fit élever, dans l'intérieur même du château, la Sainte-Chapelle, véritable merveille d'architecture, dont la ruine très-regrettable fut consommée pendant la révolution. C'est dans la Sainte-Chapelle que fut déposé le morceau de la vraie croix donné par saint Louis, lors de son retour de Palestine, à son fils Robert.

La Sainte-Chapelle était considérée comme le plus beau monument du quinzième siècle. Elle était, en réalité, formée de deux églises, l'une construite en 1315, par le duc Louis I<sup>er</sup> et consacrée par une bulle du pape Jean XXII; l'autre commencée par le duc Jean, terminée par Pierre II et Anne de France, sa femme. C'est dans cette dernière que le duc Pierre III déposa le morceau de la vraie croix. Cet antique souvenir, que l'on a pu sauver du pillage de la Sainte-Chapelle, est conservé aujourd'hui à l'église paroissiale.

Des constructions formidables du château de Bourbon qui avaient l'air de défier les efforts du temps et des hommes, il ne reste plus guère que des ruines. Le lourd manoir a duré moins longtemps que la fortune de la famille dont il avait abrité le berceau. Les grands pans de murs qui subsistent, à demi-détruits, se cachent sous la sombre verdure du lierre.

Les hautes tours, qui s'élevaient si fièrement vers le ciel, se sont écroulées! On n'en trouve plus que quatre tronçons ébréchés, dont l'un, le dernier construit et le mieux conservé, la *Quiqu'engrogne*, a été approprié au plus prosaïque des usages : cette tour supporte une horloge municipale! L'incident, survenu lors de sa construction, et auquel elle doit son nom, lui présageait pourtant une destinée tout autre. On raconte que les bourgeois de Bourbon, inquiets de voir leurs ducs augmenter encore leurs défenses, ne purent taire leurs craintes. Comme ils présentaient humblement leurs observations au duc Pierre II, celui-ci leur aurait fait cette dure réponse : « *On la bâtira, messieurs, qui qu'en grogne.* »

Si c'est principalement dans les effets du temps, et un peu dans les passions des hommes, qu'il faut rechercher les causes de la ruine du château de Bourbon, l'indifférence de ses anciens propriétaires y fut peut-être aussi pour quelque chose. En 1832, après la mort si tragique du prince de Condé, ce qui restait des ruines du château devint la propriété du jeune duc d'Aumale.

Les administrateurs des biens de ce prince, plus soucieux sans doute de l'argent que des souvenirs de famille, ne virent rien de mieux à faire que de mettre ces ruines en adjudication. Les affiches étaient posées, le jour de la vente fixé, lorsqu'un jeune artiste du pays, M. Achille Allier, saisi d'indignation à la vue de tant d'indifférence, fit, par une énergique protestation, comprendre tout l'odieux de cette conduite. La protestation fut entendue ; le château resta au duc d'Aumale, et on nomma même un conservateur... des ruines !

Le nom d'Archambault fut donné à Bourbon par le premier de ses ducs, Aymar ou Adhémar, qui, sous Charles-le-Simple, ajouta son nom d'Archambaud, à celui de la capitale de ses états. Les huit ducs Archambaud, successeurs d'Aymar, formèrent la branche connue sous le nom de Bourbon-l'Ancien, encore appelée Bourbon-Dampierre, et qui finit à Louis I<sup>er</sup>.

Il y a parfois de singulières coïncidences ! En voici une qu'il convient de relever et qui causa une impression profonde. En 1589, la foudre tombait sur le clocher de la Sainte-Chapelle de Bourbon le jour même de l'assassinat de Henri III, et brisait la barre qui séparait les fleurs de lis de l'écusson des ducs de Bourbon. On vit aussitôt dans ce fait le présage de l'élévation de cette maison au trône de France. Elle y parvenait, en effet, dans la personne d'un des membres de sa branche cadette, Henri de Bourbon-Vendôme, roi de Navarre, et qui fut Henri IV. Il est vrai qu'en 1589, le roi de Navarre préparait depuis longtemps déjà son élévation ; mais l'occasion était trop belle pour que les amateurs de surnaturel ne dissent pas leur mot.

A l'époque où Henri IV monta sur le trône de France, le Bourbonnais était déjà réuni au domaine de la Couronne. Il l'avait été dès 1527, à la mort du connétable de Bourbon, sous les murs de Rome. En effectuant cette réunion, François Ier avait même accompli une vengeance bien douce pour lui et pour les siens. Il vengeait à la fois les ressentiments de sa mère, Louise de Savoie, les siens propres et ceux de sa cour. Le connétable de Bourbon, avait, en effet, blessé le roi de France et la cour, par sa magnificence ; il avait voulu marcher de pair avec Francois Ier et l'obliger à compter avec lui d'égal à égal ; il avait enfin cruellement offensé la reine-mère, en repoussant l'offre que cette princesse lui fit, par deux fois, de sa main. Louise de Savoie, qui ne put posséder la personne du duc, n'eût que la satisfaction d'obtenir son duché après sa mort.

Le Bourbonnais resta donc l'apanage des reines-mères jusqu'en 1661, époque où Anne d'Autriche ayant renoncé à ce douaire, Louis XIV le donna au grand Condé, duc Louis II de Bourbon, en échange du duché d'Albret. Les successeurs de Condé le conservèrent jusqu'à la révolution, et nous venons de dire comment, en 1832, il passa aux mains du duc d'Aumale, l'un des fils de Louis-Philippe.

A partir de l'époque où Bourbon-l'Archambault fut abandonné par ses princes, c'est-à-dire depuis le commencement du xvi<sup>e</sup> siècle, cette ville trouva uniquement ses éléments de fortune dans sa source thermale qui jouissait d'une immense réputation. C'est cette nouvelle phase de l'existence de Bourbon que nous allons maintenant passer en revue.

On peut bien voir, dans la *Description des duchés de Berry et de Bourbonnais*, écrite par Nicolas de Nicolaï, sur l'ordre de Catherine de Médicis, la renommée, dont jouissaient déja, en 1567, les thermes que nous dirigeons. L'historiographe nous les montre tels qu'ils étaient alors, avec les pratiques médicales que l'on y suivait. Son manuscrit, conservé à la bibliothèque Mazarine de Paris, est orné de gravures enluminées dont plusieurs représentent les puits et les bains de Bourbon.

Mais c'est sous Louis XIII et surtout sous Louis XIV que ces sources atteignirent à leur plus grande splendeur.

Déjà, comme on en peut juger par le livre sur *les Bains de Bourbon-l'Archambaud*, publié en 1604 par J. Aubery-Bourbonnais, docteur en médecine, médecin de Mgr. le duc de Montpensier, leur vogue était grande, et la faveur dont elles jouissaient parmi les médecins, considérable, sous le règne de Henri IV. Si l'ouvrage du médecin Aubery est fort médiocre sous le rapport des connaissances médicales qui y sont contenues, en revanche, l'auteur y témoigne d'une confiance sans pareille, nous pouvons même dire très-exagérée, dans l'action des eaux. L'insuffisance des connaissances médicales d'alors, et aussi les louanges infinies qu'Aubery recevait au sujet des sources qu'il dirigeait, lui mériteront peut-être quelque indulgence. Qu'on juge d'ailleurs de ces louanges, par ce fragment d'un sonnet qu'un sieur Piard d'Infrainville adressait à Aubery, et que ce dernier avait la modestie de publier en tête de son livre, ainsi d'ailleùrs que celui que l'on lira après.

. . . . . . . . . . . . . . . . . . . . .

*Paurres Corps affligez par Sort ou par Nature,*
*Allez dedans ces Bains despoüiller votre ordure,*
*Visitant Aubery pour un plus grand repos,*

*Car si apres ces eaux comme apres le Deluge*
*Quelque mal serpentin restait dedans ros os,*
*Cet Apollon Français sera rostre refuge.*

Il y avait déjà là de quoi effrayer quelque peu une modestie ordinaire ; mais que dire après le suivant qui est adresse à Aubery par son compatriote Bournier ?

*Tu te baignes aux Bains de la divine essence*
*(Divin Esprit) donnant des Remedes aux Corps,*
*Animant par tes Bains les hommes demi-morts,*
*C'est aller au-delà de l'humaine puissance.*
*Quel miracle en mourant de reprandre naissance,*
*C'est de nostre Nature accroistre les efforts,*
*Et tes doctes discours rendent tes Bains si forts,*
*Qu'en touts maux nous poucons esperer allegeance.*
*Ceux d'Encausse & Barege & Baigneres sont bons,*
*Que la Gaiscogne voit, mais nos Bains des Bourbons,*
*Et de nom et d'effet emportent la Couronne.*
*On a veu leurs effects, en mainct corps peu zelé,*
*Au service du Roy, de qui le cœur gelé,*
*Ores pour son honneur, & sa gloire bouillonne.*

Les eaux de Bourbon, appliquées à tort et à travers dans le traitement des maladies, étaient pourtant considérées presque comme une panacée universelle.

Près d'un siècle après, le D<sup>r</sup> Pascal, par son *Traité des eaux de Bourbon-l'Archambauld*, daté de 1699, nous montre que la confiance placée par le public en leur action, était toujours aussi grande. Malheureusement, son traité fait voir également que les connaissances médicales de cette époque n'étaient pas devenues beaucoup plus solides. Pascal, qui, pas plus qu'Aubery, en aucun cas, ne mettait en doute l'efficacité des eaux qu'il administrait, inscrit, sans sourciller, ces deux mots en tête de son livre.

> *Omnia Borboniis cedant miracula thermis*
> *Natura hic posuit quidquid in orbe fuit.*

Ces deux vers en disent assez, ils en disent trop sur le livre et sur l'auteur. Mais quand on réfléchit à la confiance que la partie la plus éclairée du public plaçait alors dans ce mode de traitement appliqué avec si peu de discernement, on se demande, avec tristesse, ce que devait être la thérapeutique pratiquée au moyen des remèdes ordinaires de la pharmacie.

Louis XIV fit souvent le voyage de Bourbon, et son entourage l'imita bien vite. Le roi y vint pour lui, mais il y vint aussi pour retrouver M<sup>me</sup> de Montespan. Bourbon était presque repassé à l'état de résidence princière; la puissante favorite venait s'y remettre de ses couches royales.

Quand M<sup>me</sup> de Montespan s'y rendit pour la première fois, elle jouissait alors de sa plus grande influence sur le cœur du roi. Elle arriva avec tout l'appareil d'une princesse de sang royal. M<sup>me</sup> de Sévigné, qui voyageait à quelques postes derrière la marquise, nous a conservé une relation de ce voyage dans ses lettres.

« Nous suivons les pas de madame de Montespan, écrivait-elle ; nous nous faisons conter partout ce qu'elle dit, ce qu'elle fait, ce qu'elle mange, ce qu'elle dort. Elle est dans une calèche à six chevaux, avec la petite de Thianges ; elle a un carrosse derrière attelé de même, avec six femmes ; elle a deux fourgons, six mulets et dix ou douze hommes à cheval, sans ses officiers ; son train est de quarante-cinq personnes. Elle trouve sa chambre et son lit tout prêts ; elle se couche en arrivant et mange très-bien.... Elle a tous les jours un courrier de l'armée. Elle est présentement à

Bourbon. La princesse de Tarente, qui doit y être dans deux jours, me mandera le reste et je vous l'écrirai. »

Cette fois M<sup>me</sup> de Sévigné allait à Vichy. Elle écrit de nouveau à sa fille, de cette dernière ville, dès qu'elle a reçu la lettre de la princesse de Tarente :

« Madame de Montespan est à Bourbon, où M. de la Vallière avait donné ordre qu'on vint la haranguer de toutes les villes de son gouvernement. Elle ne l'a pas voulu. Elle a fait douze lits à l'hôpital ; elle a donné beaucoup d'argent ; elle a enrichi les Capucins ; elle souffre les visites avec civilité. M. Fouquet et sa nièce, qui buvaient à Bourbon, ont été la voir ; elle causa une heure avec lui sur les chapitres les plus délicats. Madame Fouquet s'y rendit le lendemain ; madame de Montespan la reçut très-honnêtement, et l'écouta avec douceur et avec une apparence de compassion admirable... »

Et quelle pompe pour le retour ! Madame de Sévigné nous en donne encore la description :

« Madame de Montespan partit jeudi de Moulins, dans un bâteau peint et doré, meublé de damas rouge, que lui avait fait préparer M. l'intendant, avec mille chiffres, mille banderolles de France et de Navarre. Jamais il n'y eut rien de plus galant. Cette dépense va à plus de mille écus : mais il en fut payé tout comptant par la lettre que la belle écrivit au roi. Elle n'y parlait, à ce qu'elle lui dit, que de cette magnificence. Elle ne voulut point se montrer aux femmes, mais les hommes la virent à l'ombre de monsieur l'Intendant. Elle s'est embarquée sur l'Allier pour traverser la Loire à Nevers, qui doit la mener à Tours et puis à Fontevrault, où elle attendra le retour du roi, qui est différé par le plaisir qu'il prend au métier de la guerre. »

Hélas ! tous les voyages que madame de Montespan fit à Bourbon ne devaient pas ressembler à celui-ci. Si, pour les suivants, elle y vint encore en grande pompe, quel profond revirement, lorsqu'elle s'y rendit en exil, pour y mourir, après avoir été supplantée, dans le cœur de Louis XIV, par M^{me} de Maintenon, de la même manière qu'elle avait elle-même supplanté la pauvre La Vallière, dont la famille avait encore cru bassement devoir lui rendre les plus grands honneurs pendant sa toute puissance.

M^{me} de Montespan vint donc subir à Bourbon sa longue disgrâce. Elle y prolongea son exil durant douze ans, troublée au souvenir de sa vie passée, s'efforçant de racheter ses fautes en travaillant pour les pauvres et en répandant sur tous les marques de sa libéralité et de sa charité, jusqu'à ce que la mort vint enfin la frapper. Cette mort même fut des plus tristes. Délaissée par le plus grand nombre, abandonnée des siens, elle ne fut guère pleurée que par les pauvres de Bourbon.

On raconte que la nuit même où M^{me} de Montespan rendait le dernier soupir, son fils, le marquis d'Antin, accourait à Bourbon, pénétrait haletant dans la chambre funèbre, s'emparait violemment d'une clef que la mourante tenait suspendue à son cou ainsi que d'un coffret renfermé dans un meuble, et s'éloignait sans s'occuper autrement de sa mère qui expirait quelques instants après.

M^{me} de Sévigné, que nous avons déjà vu passer par Bourbon, y vint bientôt entreprendre pour son compte un traitement thermal.

« Nous arrivâmes hier au soir ici, écrit-elle à M^{me} de Grignan, en 1687.... Nous sommes logées où étaient M^{me} de Montespan, M^{me} d'Uzès, M^{me} de Louvois. Nous avons bien dormi, nous avons vu les puits bouillants. »

Quelques jours après, elle écrit l'impression que lui causent les eaux :

« Vous voulez savoir de mes nouvelles, elles sont tout-à-fait bonnes. Il y a deux jours que je prends les eaux ; elles sont douces et gracieuses et fondantes ; elles ne pèsent point ; j'en fus étonnée et gonflée le premier jour ; mais aujourd'hui je suis gaillarde ; on les rend de tous les côtés ; point d'assoupissement, point de vapeurs. Si je continue à m'en bien trouver, je ne me servirai pas de celles de Vichy, que l'on fait venir ici en un jour. Jamais union ne fut plus parfaite entre deux rivales… »

Une autre fois, M<sup>me</sup> de Sévigné nous apprend quel genre de malades on rencontrait à Bourbon : « Jusqu'à des estropiés et à demi morts qui cherchent des secours dans la chaleur de ces puits. Les uns sont contents, les autres non ; une infinité de restes ou de menaces d'apoplexie ; c'est ce qui tue. »

L'engouement de Madame de Sévigné pour les eaux de Bourbon, loin de se refroidir à la longue, gagne au contraire. Elle en vient à les préférer à celles de Vichy :

« Je retomberai dans les eaux de Bourbon samedi, écrit-elle, je prendrai des bains délicieux. Vous parlez des bains de Vichy; ce n'est rien, il n'y en a point; ceux-ci sont admirables, et pour les néphrétiques et pour mille maux. Je suis parfaitement contente de mon voyage, il m'a fait connaître le fond de mon sac. »

Bourbon qui, à cette époque, recevait tout ce qui était distingué par la naissance, la puissance, la fortune ou le talent, vit aussi venir à ses thermes Racine et Boileau. Boileau y vint la même année que Madame de Sévigné, en 1687, et sur les conseils de Fagon, pour s'y soigner d'une extinction de voix consécutive à un fort gros rhume. Le conseil donné par Fagon était sans doute fort habile, mais ce qui l'était moins, ce fut d'administrer les eaux comme on le fit, et de faire endurer au poète la cruelle « préparation » que l'on va voir.

Aussi Boileau en fut-il pour son voyage, ce qui lui valut un redoublement de tristesse et de mauvaise humeur. Il y avait de quoi, car si le traitement n'était pas très-doux, écoutez ce qu'était la préparation aux eaux.

Boileau l'expliquait ainsi dans une de ses lettres à Racine (21 juillet 1687) :

« J'ai été purgé, saigné; il ne me manque plus

aucune des formalités prétendues nécessaires pour prendre les eaux. La médecine que j'ai prise aujourd'hui m'a fait, à ce qu'on dit, tous les biens du monde, car elle m'a fait tomber quatre ou cinq fois en faiblesse et m'a mis en état qu'à peine je puis me soutenir. C'est demain que je dois commencer le grand œuvre, je veux dire que demain je dois commencer à prendre les eaux. »

Le *grand œuvre*, en effet, n'était pas précisément une bagatelle. «Je prends, écrit-il une autre fois, tous les matins douze verrées d'eau plus pénibles encore à rendre qu'à avaler, lesquelles m'ont, pour ainsi dire, tout fait sortir du corps, sauf la maladie pour laquelle je les prends. »

Tout cela était triste, en effet, puisque ce traitement formidable et cette « préparation, » qui mériterait un autre nom, devaient rester sans effet. C'était d'autant plus triste que, après une cure de six semaines, Boileau s'en retournait, ainsi qu'il l'écrivait à Racine, « aussi muet qu'auparavant, mais certainement un peu plus mécontent de son état, » tandis qu'il eût suffi, sans doute, d'un léger traitement, directement dirigé sur l'organe malade, pour faire cesser tout le mal et épargner au poète l'ennui d'une semblable cure.

Si des maladresses du genre de celle qu'eut à supporter Boileau, se fussent souvent reproduites, les eaux de Bourbon-l'Archambault n'eussent jamais atteint à leur immense vogue et à leur rare fortune, tandis qu'il faudrait passer en revue toute la cour de Versailles pour énumérer les noms des grands personnages qui entreprirent un voyage à ces eaux. Louis XIV y allait, la favorite du roi aimait à venir y retremper ses forces, n'en était-ce pas assez pour que tous les courtisans s'empressassent de suivre son exemple ? On n'omettait pas ainsi de recevoir le ton. Dès la belle saison, Bourbon devenait donc une succursale de Versailles. Aussi les habitants de cette station ont-ils encore nombre d'anecdotes à raconter sur le séjour que firent parmi leurs ancêtres, quelques-uns de ces riches et puissants visiteurs.

Un des hommes dont ils aiment le plus à parler et sur lequel ils ne tarissent guère en récits, mais aussi dont le souvenir est bien plus rapproché de nous, est le prince de Talleyrand-Périgord, qui ne manqua jamais de venir à Bourbon durant les trente dernières années de sa vie. Il obéissait d'autant plus fidèlement à cette ancienne habitude qu'il se plaisait à répéter qu'il devait à ces eaux la vigueur de son corps et la verdeur de son esprit. Il avait fait disposer pour son usage particulier la grande piscine du nord qui, pour cette raison, portait et porte encore le nom de *Bain du Prince*.

Enfin, durant si longtemps qu'on ne peut dire à quelle époque remontait l'origine de cette coutume, des bandes de pélerins, venus de tous les points des environs, accouraient en masse, la veille de la fête patronale, pour se baigner en commun dans le grand réservoir. Cette coutume était suivie avec tant de ferveur, que ce bain, pris en commun et dans un état complet de nudité, éveilla enfin la susceptibilité de l'autorité locale. Elle en supprima l'usage après 1830.

Bourbon a donc été durant longtemps une des villes d'eaux les plus fréquentées de France. Ses sources avaient un immense renom ; elles ont vu venir à elles l'élite de la nation. Si agréable que soit ce long regard jeté en arrière, il nous faut pourtant reporter les yeux sur l'état présent et dire ce qu'est le Bourbon actuel.

# BOURBON-L'ARCHAMBAULT

## ACTUEL

LE CASINO. — EXCURSIONS & PROMENADES.
L'AVENIR DE BOURBON.

Bourbon-l'Archambault, aujourd'hui simple chef-lieu de canton du département de l'Allier, est une petite ville de 3,466 habitants. Elle s'élève entre quatre collines assez escarpées dont l'une, nommée la Sainte-Chapelle, supporte les ruines du château, tandis que les trois autres, les collines de Villefranche, de Sept-Fonds et de la Paroisse, ont donné leurs noms à différents faubourgs de la ville.

Bourbon est bâti au sud de l'étang dont les eaux baignaient les murs du château. Le sol de ses environs est fertile; l'aspect général du pays pittoresque et d'autant plus riant que

le paysage se trouve, en quelque sorte, encadré de prairies toujours vertes. La vallée
qu'arrose la Burge, petite rivière formée de
l'union des eaux minérales et de celles du lac
voisin, est surtout incomparable par la fraîcheur de sa végétation. La Burge anime encore cette vallée par les gracieux méandres
qu'elle y décrit, pendant plus de quatre lieues
avant de jeter ses eaux dans l'Allier au port
Barrau. Enfin quelques belles forêts viennent
agréablement ajouter à la variété du paysage.

Bourbon est situé au centre de la France.
Sa longitude est de 20°43 et sa latitude de
46°45 ; son élévation au-dessus du niveau de
la mer a été trouvée de 267 mètres. Placée
entre deux grandes lignes de chemin de fer,
la ligne du Bourbonnais et celle de Bordeaux,
pourvue de bonnes routes dans toutes les directions, cette ville est d'un accès très-facile.
Elle est distante de Paris de 308 kilomètres,
de 180 kilomètres de Lyon, de 88 de Bourges,
de 76 de Nevers et de 23 kilomètres seulement
de Moulins.

Le climat de Bourbon est très-sain ; la température qui y règne pendant l'été fort
douce. Durant le mois de mai, de juin et de
septembre, on voit, en général, le thermomètre osciller entre 15 et 28°. Pendant le mois

de juillet et d'août, la colonne thermométrique s'élève davantage.

Bien que cette station soit comprise entre quatre collines, l'atmosphère y est suffisamment renouvelée. En effet, la ceinture formée par les coteaux voisins n'est pas si complète qu'un courant d'air ne puisse s'y établir. Il s'y fait surtout sentir du nord au sud. La Burge, qui s'écoule par la brèche du nord, contribue encore puissamment à l'entretenir. Enfin, la végétation des nombreux jardins que contient la ville, et les beaux arbres de la promenade des allées Montespan concourent également à l'assainissement de l'atmosphère.

Sur le vaste emplacement occupé autrefois par le cloître et par l'église des Capucins, en face de l'établissement thermal, s'étend la promenade. C'est une sorte de jardin anglais, semé de belles pelouses et de massifs d'arbres, auquel on parvient par une longue terrasse, qui borde la route de Saint-Amand. En suivant ses allées sinueuses, on arrive sans fatigue aux belles avenues de maronniers plantées par le maréchal de la Meilleraye et données par lui à Madame de Montespan. L'idée de relier l'établissement thermal à cette avenue appartient au prince de Talleyrand.

Au milieu de la promenade, s'élève un élégant pavillon dont les salles décorées avec goût sont destinées à la musique, à la lecture, à la causerie, au jeu, au billard, et aussi, à certains jours, à la danse. Ce pavillon est le rendez-vous habituel des baigneurs; c'est, si l'on veut, le Casino de Bourbon.

La vie que l'on mène à Bourbon-l'Archambault est simple, douce et facile. Ici point de plaisirs trop bruyants. Les baigneurs qui fréquentent les eaux y viennent, en général, dans le but arrêté de se guérir de quelque maladie sérieuse. Ces sources ne servent donc pas de prétexte à la vie tapageuse et assez désordonnée que l'on mène en d'autres lieux.

Il y a deux manières de s'établir à Bourbon: l'hôtel et la maison garnie, la table d'hôte et la vie de famille. Quel que soit le mode que l'on choisisse on est également sûr d'y trouver bon souper et bon gîte. Comme l'a écrit avec vérité M. Louis Nadeau, « les dépenses n'y « sont pas très-élevées, parce que le pays four- « nit à tous les besoins, et le caractère bien- « veillant, poli, honnête des habitants, fait « oublier la solitude dans laquelle on vit, et « empêchent de regretter les distractions qui « y manquent. »

Si les distractions que présente Bourbon-l'Archambault ne sont ni aussi nombreuses ni aussi variées que dans d'autres stations où elles font peut-être oublier trop ce que l'on est venu chercher aux eaux, le rétablissement de la santé, elles sont du moins à peu près suffisantes pour des malades qui suivent sérieusement un traitement thermal. Le soir, les réunions au pavillon du parc, toujours gaies et animées : durant le jour, les promenades aux ruines du château, au parc, aux allées Montespan. Enfin, pour les malades plus ingambes et pour ceux qui recherchent davantage le mouvement, les environs offrent de charmants buts d'excursion.

Nous entendons souvent répéter que les distractions sont rares à Bourbon et que les jours y semblent bien longs. Ceux qui tiennent ce langage ont-ils songé aux promenades charmantes auxquelles ils peuvent se livrer ? Se doutent-ils seulement des beautés de la nature qui se trouvent accumulées dans les environs de Bourbon ?

Vraiment, on serait tenté de croire que leurs yeux les ont laissés insensibles, que le sentiment de la nature leur fait entièrement défaut, à moins qu'il ne faille admettre, ce qui serait plus grave, un parti pris de s'en tenir au *nihil mirari* ! Nous demandons donc, à tous ceux qui se plaignent de ne savoir comment em-

ployer leur temps, s'ils connaissent les ressources que leur offre, à cet effet, le pays
qu'ils dénigrent ?

Faut-il que nous entreprenions pour eux
la découverte de la forêt de Gros-Bois, si belle
comme promenade, si riche en points de vue
merveilleux. Une route nouvelle la met pourtant presque aux portes de la ville. Trois
kilomètres à parcourir, une demi-heure de
voiture, trois quarts d'heure de marche,
et on se trouve soudain parvenu sur un plateau
qui domine cette magnifique forêt. Là, l'œil
peut admirer tout à son aise ; à peine par-
vient-il à embrasser ce vaste horizon. Partout
des chênes de la plus belle venue, s'étalant à
l'infini, moitié taillis et moitié futaies, sur une
superficie de plus de 1,788 hectares.

Après avoir longuement admiré le pano-
rama qui, à cette hauteur, se déroule en tous
sens devant les yeux, ou suit une rampe assez
longue qui conduit à une belle avenue. Cette
avenue, destinée à mettre Bourbon en communication avec les villages voisins, semble
partager la forêt en deux parties à peu près
égales.

Mais jusqu'ici la course n'a pas été longue,
et il vaut mieux prolonger la promenade en
forêt.

En suivant l'avenue, à laquelle nous étions parvenu, il n'y a qu'un instant, vous traversez, à son extrémité, une plantation récente de pins silvestres dont les émanations pénétrantes parfument l'air. Malgré vous le contraste vous frappe : plus haut, les senteurs un peu âpres et le feuillage vigoureux des grands chênes ; ici, les effluves plus douces et aussi la végétation plus sombre des pins.

En poursuivant la promenade, on arrive bientôt sur les bords d'un joli petit lac, dont l'eau limpide se détache vivement sur le fond vert des pelouses qui l'encadrent gracieusement ; c'est l'étang de Meillet. La beauté de ses rives sinueuses, la fraîcheur des gazons qui l'entourent ne le rendent pas indigne d'être comparé à ceux que l'on entretient à grands frais au bois de Boulogne de Paris.

Avez-vous suivi, au contraire, les sentiers qui se perdent sous ces arbres plus que centenaires, vous n'avez pu ne pas admirer cette forêt qui ne le cède en rien par sa beauté à celles de Fontainebleau et de Compiègne ! Des routes parfaitement entretenues la rendent facilement praticable, et conduisent le promeneur dans tous les sens, en lui permettant de varier son itinéraire à l'infini. Que de.

fois aussi ne nous sommes-nous pas demandé par suite de quelles causes un but de promenade aussi agréable était si peu apprécié! C'est que ce n'est pas assez que de posséder, il faut encore savoir jouir et faire partager ses sentiments aux autres. Si des avantages naturels aussi précieux s'étaient trouvés à proximité de certains établissements de bains que nous pourrions nommer, quel immense parti n'en eussent-ils pas tiré?

En ce point de notre description, qu'on nous passe une digression à l'adresse des habitants de Bourbon, digression peut-être d'allure un peu franche, mais qui n'en sera pas moins faite tout entière en vue de leurs intérêts.

L'esprit d'aventure est peut-être un défaut, mais bien loin qu'on puisse le reprocher au Bourbonnais, c'est à grand'peine qu'on arrivera à découvrir dans son caractère l'esprit d'entreprise et d'initiative. Il jouit tout tranquillement des biens que lui prodigue son sol, il en profite, mais sans beaucoup se préoccuper de les faire valoir ou même de leur mériter l'estime dont ils sont dignes. Tandis que des voisins améliorent, perfectionnent, ou même se créent de toutes pièces des éléments de fortune, lui, le Bourbonnais, ne crée guère d'industries nouvelles et il n'améliore celles qu'il possède qu'autant qu'il y est forcé par les circonstances.

Aller au devant des désirs des étrangers qui viennent le visiter, faire tourner ces désirs à son profit en organisant un confort et des moyens de distraction qu'il n'entend réclamer que trop souvent, se donner l'aisance à lui et aux siens, en procurant la joie et le plaisir à ses hôtes, est-ce donc demander plus qu'il ne peut faire ? D'autres, plus habiles et plus entreprenants, ont beau lui donner l'exemple en ne négligeant rien pour conquérir la faveur des étrangers; lui, sans doute il sera heureux de les recevoir et il les accueillera à merveille, mais il ne fera rien pour les attirer. Malheureusement, cette attitude d'une beauté si sûre d'elle-même n'est plus de mise à notre époque de terrible concurrence.

Que les Bourbonnais ne s'oublient pas plus longtemps dans cette quiétude trompeuse. Ils savent le conseil d'Hercule au charretier: Aide-toi !... qu'ils s'aident, qu'ils tentent cette expérience, il en est temps encore. Mon Dieu ! Est-ce donc tant demander ? un peu plus de goût dans la décoration des logements quelques améliorations matérielles, plus de confort, du confort partout, car c'est le grand besoin de la vie moderne ! Nous ne sommes plus aux beaux temps du Roi-Soleil et de la brillante favorite ; montrez que vous vous en êtes aperçus, faites voir que vous savez tirer parti, pour augmenter votre fortune, des 80,000 francs que les étrangers laissent chaque année dans votre pays. Faites surtout que ceux-ci n'aillent pas les dépenser ailleurs, il en est temps !

Voulez-vous que nous voyions ensemble à quoi on peut parvenir avec des éléments de fortune comme ceux que présente votre pays : vos sources minérales, vos sites pittoresques, vos bois enchanteurs, vos monuments historiques et votre nature si belle ? Vous le voulez ? Voyez Fontainebleau !

Comme vous, Fontainebleau avait surtout une forêt et des sites admirables : aujourd'hui ces sites sont connus du monde entier. De bonne foi, les étrangers seraient-ils venus en faire la découverte, si l'on ne les y avait habilement conviés en leur rendant le chemin facile, le voyage agréable, en leur ménageant de bons gîtes et des commodités de tout genre. C'est l'admiration et la reconnaissance des premiers visiteurs qui y ont entraîné la foule des touristes.

Mais à Bourbon !... quand aurons-nous un

service de voiture régulièrement organisé pour les promenades en forêt et qui permette aux visiteurs de profiter à leur aise des agréments et des curiosités que présentent les environs? Quelle lenteur pour améliorer! Qu'on nous permette de citer un incident qui remonte à notre arrivée dans ce pays. Il existait, à cette époque, des équipages de chasse appartenant à de jeunes et vaillants chasseurs. On sait la réputation dont jouissent les chasseurs bourbonnais. Nous vîmes là toute une bonne fortune pour la station et nous insinuâmes doucement combien il serait facile, et à la fois avantageux, de donner, vers la fin de la saison, une ou deux fois le spectacle d'une grande chasse à courre dans la forêt. Notre idée fut trouvée bizarre, excentrique, on n'y mordit guère. Et pendant ce temps, de l'autre côté du Rhin, à Bade, à Hombourg, à Wiesbaden, ce genre de distraction obtenait chaque année plus de succès. Mais hélas! nous sommes en France, et nous continuerons à aller porter à nos voisins l'argent affecté à nos plaisirs.

Revenons aux baigneurs — à qui nous demandons pardon de cette trop longue digression, — et aux excursions qu'ils peuvent entreprendre. Ils en trouveront, nous le leur promettons, autant qu'il en faut pour occuper leurs loisirs.

C'est ainsi qu'ils n'omettront pas de visiter les sources de St-Pardoux et de la Trollière qui sont distantes seulement de 12 kilomètres de Bourbon. Ils le doivent, ne fût-ce que pour témoigner leur reconnaissance à ces sources dont ils boivent quotidiennement les eaux.

Une autre fois ils visiteront Souvigny, la seconde résidence des ducs de Bourbon. Ce n'est pas sans intérêt qu'ils parcoureront les ruines de ce château, celles de la Chapelle et de la riche abbaye. Mais c'est surtout en face de la magnifique église de Souvigny, si richement sculptée et sur laquelle l'esprit des artistes qui l'ont construite et embellie, s'est exercé pendant des siècles, qu'ils éprouveront un profond étonnement.

« Cette basilique, dit M. de Jolimont, est assurément un des plus remarquables monuments religieux du département. Plusieurs fois reconstruite, agrandie ou restaurée, elle présente une telle réunion de types et de styles différents, depuis le roman primitif jusqu'à la dernière période ogivale, qu'on pourrait presque y trouver tous les documents de l'architecture religieuse du moyen-âge. »

Une recommandation à ceux qui visiteront

la célèbre église de Souvigny. Qu'ils n'oublient pas d'aller voir aux environs de la gare une usine qui leur offrira un certain intérêt. Indépendamment des curieuses manipulations que subit le verre, s'ils ont soin de se présenter, à certains jours, à cet établissement, et avant une heure de l'après-midi, ils pourront voir là quelque descendant des gentilshommes verriers du grand roi, qui ne manquera pas de leur faire souffler une bouteille. — C'est un souvenir qui a son charme et dont on peut dire :

*Forsan et hæc olim meminisse juvabit?*

Puisque nous en étions aux visites à faire aux vieilles églises, vous n'oublierez pas non plus celle de Saint-Menoux. C'est un bel édifice datant du xii° siècle, très-digne d'être vu et fort curieux. Vous vous ferez conter aussi la légende du saint et les vertus que l'on prête à son tombeau.

D'ailleurs, les anciens monuments abondent dans les environs de Bourbon, les légendes pullulent, un peu en proportion du reste, des idées superstitieuses, et il y a amplement de quoi occuper les loisirs de l'artiste, de l'archéologue, du philosophe et même du simple curieux.

Aux amateurs d'horticulture, goût que nous apprécions fort, nous réservons une surprise  Qu'ils s'en aillent faire une visite au château de Lamothe. Ils y trouveront une installation de serres chaudes et tempérées. comme il n'en existe que peu dans une habitation privée, et dans ces serres un luxe de végétaux réellement éblouissant. Une ferme admirablement bien tenue est jointe à l'habitation. Les étrangers sont toujours assurés de trouver auprès du propriétaire, M. Bluart, l'accueil le plus gracieux et la plus grande complaisance, surtout s'ils énoncent leur titre de membres de la petite colonie de Bourbon.

L'agriculteur est en général fort ami du mouvement et ne craint guère les courses. Pour lui aussi, nous avons, dans les environs de Bourbon, mais à une distance plus grande, un but d'excursion à lui indiquer, et qui le dédommagera amplement des 20 kilomètres qu'il aura fait pour y parvenir. Ce but d'excursion, c'est le château de Lasalle, ancienne habitation féodale très-remarquable; tout à côté se trouve la ferme-modèle, appartenant à M. Riant, dont le nom retentit, chaque année, parmi les lauréats des concours agricoles.

Mais vous ne voulez pas aller si loin; vous

préférez la vie errante sous les grands arbres, et pourtant les charmes de la forêt de Gros-Bois commencent à vous lasser ; ses sites vous laissent insensibles. Allez donc à la forêt de Civray. Une route presque achevée va vous en rendre prochainement l'accès facile, en reliant Saint-Plaisir à Saint-Pardoux. A Civray, vous ne trouverez plus, il est vrai, les arbres centenaires, la végétation splendide, l'aspect grandiose que vous aviez au Gros-Bois, mais vous serez dans une forêt non moins accidentée et non moins giboyeuse.

Aujourd'hui ce ne sont pas l'ombre et les grands arbres qui vous attirent. Loin de fuir la lumière, vous voulez, au contraire, le soleil, de gracieux spectacles et de lumineux panoramas pour divertir vos yeux. Et puis, il faut pousser trop loin la promenade, et le temps est incertain, ou vous n'êtes pas d'humeur à marcher. Soit, vous pouvez encore donner satisfaction à votre nouveau caprice. Gravissez donc, sans vous gêner, la côte de Beauvoir, et, une fois parvenu au sommet, veuillez prendre la peine de vous retourner. Vous y êtes ? Admirez tout à votre aise, car le paysage qui se déroule devant vous est un des plus beaux qui existent. Nous venons de dire un des plus beaux paysages qui existent et

non un des plus étendus, vous voudrez bien
noter la nuance. Cette dernière remarque
pourra paraître impertinente, mais non superflue, car nous ne voulons pas qu'on pré-
tende que, à nous entendre, tout ce qui avoisine Bourbon soit incomparable.

Il est donc un point de vue panoramique,
peut-être moins gracieux, mais autrement
étendu que celui que l'on a de Beauvoir. Pour
peu que vous soyiez curieux de vous assurer
de notre véracité, et dans l'intérêt même de
de vos plaisirs, vous aurez raison de le faire,
vous entreprendrez une petite excursion à
Franchèse, à 6 kilomètres seulement de Bourbon.

Franchèse est le point le plus élevé de la
contrée. De cette hauteur on aperçoit une
étendue immense : d'un côté l'œil se perd sur
les longues lignes de peupliers qui découpent
les plaines du Berri ; de l'autre, la ligne de
l'horizon va se confondre avec les sommets
des montagnes du Morvan et du Forez. Enfin,
à l'arrière plan, et dans un lointain qui n'est
perceptible que durant les jours où le ciel est
pur, le Puy-de-Dôme et le Mont-Dore !

N'omettons pas non plus de dire un mot
d'une promenade qui doit figurer parmi celles
que nous recommandons tout spécialement.

Ceci s'adresse surtout aux promeneurs qui ont horreur de la ligne droite et des chemins poudreux. A peu près à la moitié de la route qui va de Bourbon à Ygrande, se trouve sur la gauche l'entrée d'une longue avenue bordée de superbes peupliers. Elle conduit au château du Mont, dont le propriétaire est M. le comte de la Roche. Qu'on s'y engage résolûment. A l'extrémité de cette avenue la route serpente au milieu de prairies verdoyantes, et vient déboucher sur l'ancien chemin de la forêt de Gros-Bois à Bourbon. C'est bien certainement la plus délicieuse promenade qui puisse se faire après une chaude journée d'été, au moment où les pâles rayons de la lune viennent ajouter encore aux charmes de ce paysage. On prendra, bien entendu, toutes les précautions nécessaires contre les influences de l'humidité, qui pourraient changer un plaisir en une attaque nouvelle de rhumatismes assoupis.

Après avoir considéré Bourbon dans son passé et dans son état actuel, nous voulons encore, mû par le sentiment d'attachement réel que nous éprouvons pour cette station thermale, jeter un coup-d'œil sur son avenir. Sans nous hasarder trop, il est permis de dire que Bourbon aura son jour de restauration et

de renaissance. Nous aimons, du moins, à le
lui prédire et nous croyons même ce jour assez
prochain.

Il faudrait admettre, pour qu'il en fut autrement, que le gouvernement, à qui appartient
cet établissement, n'eût aucun souci de la
santé publique non plus que des intérêts par-
ticuliers des populations auxquelles la nature
a si libéralement concédé la faculté de s'enri-
chir, au moyen des sources minérales.

Nous savons, au contraire, qu'il n'en est
pas ainsi. Vienne enfin le moment où l'Etat
sera débarrassé des graves préoccupations qui
résultent de la crise que nous traversons actuellement, et nous le verrons, sans qu'il
soit besoin d'aucun autre concours, tourner
sa sollicitude vers la restauration et le déve-
loppement de ceux de ses établissements aujourd'hui en souffrance.

Est-ce à dire pour cela que l'obtention de
ces réformes tant désirées, ou que le talent et
la science de l'architecte qui sera appelé à substituer une splendide construction au modeste
établissement actuel, ajouteront quoi que ce
soit à la valeur des eaux, ou contribueront à
augmenter le nombre des guérisons. Non,
mais nous l'avons déjà dit ailleurs : il ne suffit
plus d'être, il faut encore paraître ou du moins

représenter. C'est le besoin, nous dirions presque, c'est le défaut de l'époque. Malheur à qui n'y sacrifie. Malheur à la source qui, ne plaçant sa confiance que dans ses qualités, ne se met pas un peu en peine de les faire ressortir.

Le danger est d'autant plus grand pour Bourbon que cette station est entourée de voisines redoutables, richement dotées, merveilleusement établies, puissamment soutenues qui de plus en plus l'étoufferont, absorberont sa clientèle. Non, croyez notre expérience, le vieux proverbe qui dit *bono vino non opus hederâ* a menti, ou, du moins, n'est plus de mise à notre époque. Avisez, avisez !

Nous venons de crier de prendre garde. Ma foi ! dussions-nous être accusé d'excessive sévérité, nous pousserons le conseil jusqu'au bout. Que si, donc, depuis vingt-cinq ans des plans et des projets savamment étudiés n'ont été suivis d'aucune exécution, il faut s'en prendre en bonne part à la vraie cause du retard, au manque d'initiative des habitants de Bourbon. Que de fois pourtant n'a-t-on pas répété à ceux-ci que le moyen de voir remettre indéfiniment la réalisation d'améliorations urgentes, c'était de s'en reposer uniquement sur le gouvernement !

Si fréquente qu'ait été, pour eux, cette expé-

rience, elle n'a pas encore, hélas! porté enseignement. Est-ce un reste des coutumes de la
féodalité? une vieille empreinte laissée par le
gouvernement des anciens ducs? Mais les habitants de Bourbon paraissent profondément
imbus de cette idée que l'Etat doit prendre
l'initiative en toute chose, et qu'ils n'ont, pour
leur compte, qu'à attendre son bon vouloir.
Il est vrai qu'ils l'attendent avec une parfaite
résignation, et c'est de quoi nous nous plai-
gnons.

Un exemple : Dans une visite qu'il faisait
récemment à Bourbon, M. l'Inspecteur général des eaux minérales, le docteur Fauvel, a
réellement placé la question sur son véritable
terrain. Si vous voulez, leur a-t-il dit, que le gouvernement soit convaincu que vous n'êtes pas
satisfaits de l'état de choses actuel, il faut, au
moyen d'une part contributive, vous associer à
la création d'un nouvel établissement. Donnez,
ajoutait-il, le terrain sur lequel vous désirez
voir construire, et je promets que l'établissement se fera promptement.

M. l'Inspecteur général est parti, laissant
sa promesse; mais, depuis son passage, nous
n'avons pas entendu dire qu'on s'en soit autrement ému, que l'affaire ait fait un seul pas.
Quels motifs le gouvernement aurait-il donc

de croire que les habitants de Bourbon ne se tiennent pas pour contents, puisqu'ils persistent dans le même silence ?

Pour nous montrer juste envers tous, qu'il nous soit permis de signaler une exception et de ne pas taire le nom d'un homme qui est animé des plus généreuses intentions pour ce pays, qui l'a vu naître ; nous avons nommé M. Bignon. Si la fortune lui a souri, dans l'exploitation d'un des établissements les mieux famés de Paris, on peut dire que, cette fois, elle ne s'est pas conduite en aveugle, et qu'elle a justement récompensé les efforts d'un homme aussi actif qu'intelligent. La distinction honorifique qui est venue confirmer tous les progrès qu'il a réalisés dans sa belle ferme de Theneuille, ouvrira peut-être à M. Bignon une nouvelle voie qui, s'il veut s'y engager, le mettra en rapport plus intime avec ses compatriotes.

Nous regrettons vivement qu'il ne nous soit pas possible de redire ici les projets d'amélioration qu'il avait conçus et qu'il ne lui a pas été permis de réaliser. Il en est pourtant plusieurs qui survivront à cette conception plus vaste. Ceux-ci peuvent être, en effet, d'une exécution facile, et ils seront certainement menés à bonne fin, pourvu que l'homme dont je parle trouve autour de lui un peu de bon vouloir.

Si fort que nous pèse la réserve que nous sommes obligé de garder, en ce moment, sur ces différents points, il en est un, pourtant que nous ne saurions taire. Celui-ci, d'ailleurs, est au nombre des *desiderata* dont la réalisation nous touche singulièrement. Il ne s'agit de rien moins que de rendre à Bourbon son beau lac tel qu'il existait, il y a dix ans encore, et qui formait alors un si riche encadrement aux vieilles tours du château. Ce lac, il ne nous a pas été donné de le voir, et nous ne nous formons une idée de ce spectacle que par ce qu'en a écrit notre prédécesseur. Nous sommes resté ému de son admiration, et par les magnifiques effets de lune et de lumière si poétiquement décrits par lui.

Le rétablissement de ce lac n'aura pas, pour les habitants de Bourbon, qu'une destination de décoration. Il répondra à *l'utile dulci* du poëte, puisqu'il leur procurera, en même temps, de l'eau douce qui, actuellement, leur fait trop souvent défaut, pendant la belle saison. Donc, beau spectacle pour les étrangers, grande utilité pour les habitants, voilà à quoi répond ce projet de rendre ses eaux à l'ancien lac. Enfin, nous savons que M. Bignon n'attend que l'expiration d'un bail, qui finit cette année, pour doter ses compatriotes de tous ces avantages.

Et maintenant, souhaitons que cet exemple d'initiative donné par un simple particulier, réveille un peu l'esprit d'entreprise chez tous. Souhaitons à Bourbon une restauration prochaine. Souhaitons surtout la venue d'un incident qui tire les habitants de leur insouciante apathie. Souhaitons-le, car jusqu'à ce que cet événement se fasse sentir, et tant que durera l'état actuel, hommes et choses resteront comme frappés d'inertie.

Puisqu'en ce pays il faut, à l'opposé de ce que l'on observe ailleurs, que les choses marchent pour entraîner les hommes, avec un établissement nouveau, on verrait peut-être les indigènes se lancer doucement, et comme malgré eux, dans le courant des idées modernes. A moins pourtant que la vie et le mouvement ne leur soient importés du dehors, et que, pour ne pas s'écarter du culte qu'ils paraissent avoir voué à un passé qu'ils devraient oublier, ils attendent que des étrangers viennent, enfin, réaliser chez eux des projets depuis si longtemps formés.

Notre plus cher désir serait donc que Bourbon cessât d'être une ville à part, perdue au milieu de notre monde moderne. Si, quelque jour, ses habitants recevaient encore la visite de certaines personnes, non moins attardées qu'eux-mêmes dans cette inerte contemplation du passé, et qu'ils entendissent de nouveau ce propos de leur bouche que Bourbon est très-bien tel qu'il est et que ce serait le *leur* gâter que de l'améliorer, qu'ils n'accordent, nous les en adjurons, aucune créance aux dires de ces dangereux amis. Le goût de quelques antiquaires ne peut pas passer avant les intérêts de toute une cité. Ces rares antiquaires ne suffiront jamais à la faire vivre, et Bourbon veut vivre et grandir et non pas mourir en voyant s'amonceler ruines sur ruines.

Bourbon vivra donc, et soit que l'impulsion lui vienne de l'État, de la propre initiative de ses habitants ou de celle de quelque entrepreneur du dehors, il reprendra la place dont il n'eût jamais dû déchoir et qui lui était légitimement acquise par ses eaux minérales. Les améliorations que nous venons de signaler faites, le Bourbon nouveau sera en mesure de marcher de pair avec les stations les plus justement renommées de l'Europe.

A l'œuvre donc! qu'on élève un nouvel établissement thermal plus spacieux et plus en rapport avec les besoins d'une clientèle nombreuse et délicate, puisque l'Etat est disposé à l'édifier aux conditions que nous avons dites. Qu'au moyen d'un parcours insignifiant de 14 kilomètres de voie ferrée, on mette Bourbon en communication directe avec la France et l'étranger en le reliant à la ligne du Bourbonnais; que, de la sorte, on évite aux visiteurs l'ennui de faire ce trajet dans des voitures qui ne répondent plus aux exigences du confort actuel; que l'on donne à ces mêmes visiteurs la facilité de communications promptes et faciles avec Moulins et les autres grandes villes des environs; que l'on se montre un peu plus soucieux de leur ménager à Bourbon même, quelques fêtes et quelques plaisirs; que l'on sacrifie davantage au goût du jour dans les habitations qui leur sont destinées; et, en reconnaissance de ces améliorations faciles, les habitants de Bourbon recueilleront sûrement et le fruit de leurs peines et l'expression de la gratitude des baigneurs.

# ÉTABLISSEMENT THERMAL



On a vu, dans la partie historique, les modifications successives qu'eut à subir l'établissement de Bourbon, et, le plus souvent, dans le but de recevoir quelque puissant visiteur. Dans ce chapitre, nous allons faire connaître les ressources balnéaires que présente actuellement cet établissement thermal.

On s'étonnera peut-être qu'avec un passé aussi glorieux et une réputation aussi ancienne, les choses soient presque restées, aujourd'hui, dans l'état où elles étaient il y a près de 70 ans. On se demandera comment, à notre époque où tant de stations thermales s'étendent et prospèrent, en s'entourant de mille

améliorations et de très-nombreux perfectionnements, celle-ci, avec tant d'éléments de
succès, marche d'un pas si lent vers le progrès?
Pourquoi Bourbon-l'Archambault qui n'avait
pas à conquérir une place sur des rivales qui,
pour le plus grand nombre, sont ses puînées,
en est venu, par son immobilité, à descendre,
en quelque sorte comme volontairement, du
rang qu'il occupait ?

L'explication de ces différents faits réside
d'abord dans le retard très-regrettable que
l'on met à entreprendre certains travaux jugés
dès longtemps nécessaires, sans cesse promis
et toujours remis. Le défaut d'initiative de
l'administration supérieure, à qui incombe le
soin de maintenir et d'améliorer la station de
Bourbon qu'il tient en régie, paralyse malheureusement l'initiative des habitants qui hési-
tent à se lancer, en vue des baigneurs, dans
des entreprises où ils se sentent peu secondés.
Aussi, peut-on dire, qu'il s'agisse d'amélioration à apporter à l'établissement thermal ou
d'entreprises particulières, que Bourbon est
le pays de l'attente. Dieu veuille, dans l'intérêt de ce pays, que celle-ci ne se prolonge plus
trop longtemps !

A côté de cette première explication, de
l'immobilisation, pour ne rien dire de plus,

de la fortune de Bourbon, il en est une autre. Cette station a le malheur de se trouver dans la région de la France la plus riche en eaux minérales de tous genres, et dans le voisinage d'établissements qui, soumis à une direction complètement opposée à celle que l'on suit ici, attirent à eux bon nombre de malades qui venaient auparavant, et beaucoup plus rationnellement, réclamer le secours de nos eaux chlorurées-sodiques. Ce deuxième point, non moins grave et très-important, nous ne faisons que l'indiquer ici ; on le trouvera traité beaucoup plus complètement au commencement de la partie de ce volume qui est consacrée à la thérapeutique.

Ces remarques faites, et nous ne pouvions les taire, nous allons brièvement passer en revue les ressources balnéaires que possède actuellement l'établissement thermal de Bourbon. On verra que, si l'arsenal balnéothérapique qui y existe n'est ni aussi brillant, ni aussi luxueux que dans quelques autres stations, plusieurs des installations y présentent, du moins, des avantages qui ne sont sûrement pas dépassés autre part.

*Les Puits.* — C'est d'abord la source thermale et ses réservoirs qui doivent nous occuper. Ici, comme à Vichy et dans beaucoup d'autres stations, on appelle ceux-ci des puits.

Les fondations de l'enceinte qui sert à recueillir l'eau de la source sont de création romaine. Cette enceinte est recouverte d'une voûte, que nous avons dit avoir été construite d'après les ordres de Gaston d'Orléans. Son étendue est considérable et ne mesure pas moins de 76 mètres de tour, sur 4 de large, avec une élévation de près de 2 mètres. A travers cette voûte viennent s'ouvrir les *Grands-Puits*. Ce sont trois grands orifices circulaires, pratiqués sur une même ligne et défendus par une margelle. Une plate-forme extérieure, entourée d'une grille, en facilite l'accès, car c'est là que l'on vient puiser l'eau minérale pour le besoin des malades. Les habitants s'y fournissent également de l'eau dont ils peuvent avoir besoin.

Entre l'établissement thermal et les grands puits, et séparé seulement de ceux-ci par l'épaisseur du mur de soutien de la voûte, se trouve un autre puits. Celui-ci, moins grand que les précédents, est alimenté directement par une veine de la source thermale qui vient y jaillir. On le désigne sous le nom du *Petit-Puits*. Ses parois sont latéralement percées de deux canaux. Par l'un d'eux, il reçoit l'eau thermale des *Grands-Puits*. Le second va s'ouvrir dans le grand bassin ; c'est donc par l'intermédiaire de ce canal que ce bassin reçoit à la fois et l'eau thermale du Petit-Puits et celle des Grands-Puits. Du reste, l'eau minérale, qui provient des deux griffons de la source, présente même composition et même température. On la trouve identique dans les Grands et dans le Petit-Puits. La seule différence à noter est que l'eau du Petit-Puits étant défendue du contact direct de la lumière par la marquise de zinc qui recouvre la plate-forme des piscines, ne contient pas de conferves.

*Bassins de réfrigération.* — L'eau thermale est recueillie d'abord dans deux vastes bassins d'inégale grandeur. Ces deux bassins sont contigus l'un à l'autre et communiquent entre eux.

Le grand bassin réfrigérant est, à son tour, contigu aux Grand-Puits et au Petit-Puits sur toute la longueur d'un côté desquels il s'étend. Nous avons déjà dit qu'il recevait l'eau thermale qui provient de ces deux origines par l'intermédiaire du canal de déversement latéral que possède le Petit-Puits. Ce canal de déversement est commandé par une vanne en cuivre que l'on ferme le soir, afin de laisser refroidir l'eau durant la nuit. On la trouve le lendemain à 30 ou 32°. L'abondance de l'eau thermale est telle que, pendant le jour, la vanne est tenue ouverte et le renouvellement de l'eau se fait d'une façon continue dans le grand bassin.

Le Petit-bassin réfrigérant, contigu à l'une des extrémités de celui qui précède, reçoit le trop plein de ce dernier. Comme l'eau n'y arrive que de seconde main et après une exposition plus ou moins prolongée à l'air, par son passage dans le grand réfrigérant, elle ne présente plus guère en celui-ci qu'une température de 24°.

C'est de ces deux réfrigérants que l'eau thermale est directement puisée pour le service des piscines, des bains, des douches, etc.

En un point des grands puits se trouve le regard d'un conduit de gros calibre qui fait communiquer directement ceux-ci avec la piscine de l'hôpital thermal servant aux bains et aux douches des hommes.

Entre cette piscine et le petit réfrigérant, est creusé un autre réservoir qui reçoit l'eau thermale en excès, excédant qu'il déverse dans l'aqueduc de fuite définitive des eaux dans les voûtes de la ville. Dans ce dernier réservoir, la température de l'eau thermale est toujours fort élevée.

Enfin, nous noterons encore la présence d'un autre réservoir. Mais celui-ci n'est plus destiné à l'eau minérale, mais bien à recueillir de l'eau douce et froide qui y est amenée par des tuyaux de plomb, d'une source nommée *Fonderie*. Celle-ci se trouve à environ un kilomètre de la place des Capucins. C'est ce réservoir d'eau froide qui envoie des embranchements à tous les cabinets de piscines, de bains ou de douches; c'est également l'eau qu'il contient qui sert pour les usages domestiques d'une partie des habitants.

### ÉTABLISSEMENT THERMAL

*L'Établissement thermal* est un bâtiment rectangulaire situé tout près de la source, sur la place même des Capucins. Il se compose d'un rez-de-chaussée et de deux étages entre lesquels se trouvent répartis toutes les installations balnéaires et les divers services généraux que celles-ci nécessitent.

*Piscines.* — Les piscines sont au rez-de-chaussée. Elles ne reçoivent qu'un malade à la fois. Creusées à une certaine profondeur dans le sol, leurs parois revêtues de plaques de faïence, elles sont de forme carrée. Un escalier de quatre marches y donne accès. Au fond se trouve un banc de pierre sur lequel repose le malade. L'eau minérale s'y renouvelle sans cesse, à la température voulue ; les orifices d'arrivée et de sortie de l'eau minérale sont disposés de telle sorte que l'on peut maintenir le niveau du bain à la hauteur que l'on désire. Enfin, un système de soupapes fort bien établi permet de vider et de remplir la piscine en moins de trois minutes.

Ce dernier point n'est pas sans avantage. En effet, beaucoup de malades infirmes, paralytiques, ou atteints d'inflammations chroniques et douloureuses des articulations, ne pourraient qu'à grand peine gagner le banc sur lequel ils doivent se reposer durant le bain. Avec la disposition que nous venons de signaler, rien n'empêche les baigneurs de prendre le malade dans sa chaise pour le porter de là sur son banc et de l'y établir commodément avant de remplir la piscine d'eau minérale. C'est, en effet, ce qui a lieu, toutes les fois que l'état des malades l'exige, pour l'entrée en piscine ou pour la sortie.

Chacune de ces piscines, dont les dimen-

5

sions ne sont pas les mêmes pour toutes, est comprise dans un cabinet qui lui est spécial. Elle est pourvue de trois conduits, fermés par des robinets, ces conduits amènent l'eau thermale des Grands-Puits, des réfrigérants, et aussi de l'eau douce de la fontaine des Capucins. De la sorte, on peut, à volonté, graduer le bain, à renouvellement continu, sous le double rapport de sa température et de sa composition minérale.

A chacune des extrémités du rez-de-chaussée se trouvent deux grandes piscines qui pouvaient recevoir plusieurs malades à la fois et dans lesquelles une seule personne était assez à l'aise pour nager. L'une d'elles porte encore le nom de *Cabinet du Prince*, en souvenir du prince de Talleyrand-Périgord qui la fit disposer pour son usage, et qui, pendant trente ans, n'omit jamais de s'y rendre chaque été, tant était grande la confiance qu'il avait placée dans l'action des eaux de Bourbon.

Les nécessités du service nous ont obligé à faire diviser ces deux grandes piscines. Ce sont donc quatre piscines nouvelles dont on peut disposer, pendant la saison, en faveur des malades. Enfin, nous avons fait encore établir, dans le Cabinet du prince, un appareil de douches fort bien installé au moyen duquel on obtient la douche écossaise complète et véritable, ce qui n'avait pas été fait d'une façon aussi satisfaisante avant nous. Nous dirons bientôt pour quel motif.

*Bains en baignoires*. — A l'étage de l'Etablissement thermal qui s'élève au-dessus de celui qui contient les piscines, se trouvent les cabinets de *bains en baignoires*. Ces cabinets s'ouvrent tous sur un couloir longitudinal. Ils sont pourvus de baignoires en cuivre très spacieuses. L'installation en est fort satisfaisante et présente tout ce qui peut être nécessaire au baigneur. L'eau minérale y est amenée par deux robinets : par l'un à sa température d'origine, par l'autre refroidie. Enfin, on y trouve encore tout le matériel nécessaire pour les différentes douches auxquelles les malades peuvent avoir besoin de recourir.

Toutefois, on a fait installer, aux extrémités du corridor, deux cabinets spéciaux pour *douches ascendantes*. Cette installation, faite avec le plus grand soin, et d'après les meilleurs perfectionnements de ces dernières années, nous ont déjà rendu de grands services.

Les autres parties du premier étage et tout le second étage sont consacrés à l'aménagement du service des bains et des douches :

chauffoir du linge, bureau du régisseur, réservoir des bains, réservoir des douches et la pompe qui alimente ceux-ci d'eau minérale.

Dans ces deux réservoirs ne se trouve pas une seule masse d'eau partout à la même température. Ils ont été divisés en compartiments qui permettent d'administrer l'eau à différents degrés de chaleur, suivant qu'elle a été puisée aux grands puits ou dans tel ou tel réfrigérant.

*Douches.* — Pendant fort longtemps le service des douches a mis en usage, à Bourbon, tout un arsenal de tubes, de robinets d'ajutages de formes et de dimensions variées, de pommes d'arrosoir et d'autres engins en nombre.

Nous les avons vus tous disparaître, sans regret, devant l'habileté pratique qu'ont acquise nos doucheurs et nos doucheuses. En graduant le volume et l'intensité du jet, ils savent, rien qu'avec l'extrémité du doigt appliqué au bout de la lance, briser l'eau en mille formes qui répondent amplement à tous les besoins de la thérapeutique. Suivant les indications et les régions malades qu'ils frappent, ils sauront faire couler leur jet en nappe, en éventail, le réduire instantanément en pluie forte ou faible, grosse ou fine. Il n'y a pas d'appareil qui permette d'arriver aussi promptement et d'une façon aussi intelligente à ce résultat. C'est là la seule bonne manière d'administrer la douche.

Quant aux *douches spéciales* pour certains organes et pour certaines régions, nous en avons déjà parlé en partie à propos des cabinets de *douches ascendantes*. Ces dernières sont établies avec un soin parfait. La colonne d'eau peut être appliquée directement au rectum, au periné, au vagin ou à l'urèthre. Le malade n'a, pour y avoir recours, besoin de l'aide de personne. Assis sur un siège, au niveau duquel vient affleurer le conduit de la douche, un robinet est sous sa main, et lui permet de commencer ou d'interrompre la douche à sa volonté.

Il est une forme de douche ascendante ou mieux de *douche utérine* qui se prend dans la baignoire même. Cette dernière contient de l'eau de la source thermale. La douche utérine peut être donnée avec cette même eau thermale ; mais, dans un grand nombre de cas de maladies des femmes, nous lui préférons de beaucoup la douche avec l'eau ferrugineuse froide de Jonas. Nous aurons d'ailleurs l'occasion d'insister sur cette pratique, lorsque nous ferons l'exposition des propriétés médicales de l'eau minérale de cette dernière source (1) et aussi dans notre partie thérapeutique.

*La pulvérisation*, telle qu'elle est pratiquée aujourd'hui partout, a également remplacé ici les petites douches locales qu'on y employait pour les parties délicates et circonscrites. Ce sont donc les appareils pulvérisateurs que nous mettons en usage dans les maladies de la face, de la gorge, du larynx, du nez, et aussi des yeux, bien que plus exceptionnellement pour ces derniers organes. Notre station possède en effet, une pratique qui lui est particulière et que l'on trouvera décrite plus loin sous le nom de *douche d'œil*. Cette pratique, dans sa simplicité, nous paraît mieux répondre au but que l'on poursuit, dans le traitement des ophthalmies chroniques, que le meilleur des pulvérisateurs.

*La douche écossaise* a été considérablement améliorée, par nos soins et amenée à un état tel qu'elle ne laisse plus rien à désirer. On sait que cette sorte de douche consiste à faire alterner brusquement sur la région malade un courant d'eau thermale avec un courant d'eau

(1) Voyez page 109.

froide, au moyen de deux robinets qui commandent l'écoulement alternatif de chacune de ces deux sortes d'eau. Mais pour que cette douche ait toute son efficacité et qu'elle produise son effet énergique de perturbation, il faut que les températures des deux espèces d'eau employées soient très-opposées : eau thermale très-chaude, eau minérale complétement refroidie.

Or, avant nous, cette dernière condition n'était que très-imparfaitement remplie. Nous y aurons remédié en faisant établir, cette année même, un compartiment pour recevoir de l'eau tout-à-fait froide. Nous avons bien l'espérance de voir les résultats répondre mieux encore à nos efforts pour obtenir le soulagement des malades. Nous avons déjà dit qu'un appareil à douche écossaise avait été très-soigneusement établi, dans le cabinet du rez-de-chaussée qu'on appelle Bain du Prince.

*Douches sous-marines.* — C'est une création de notre prédécesseur, M. le D<sup>r</sup> Regnault, création à laquelle le nom de ce médecin est resté attaché. La douche sous-marine est une douche locale, dont l'action répond à un certain nombre d'indications déterminées, et qui est plus spécialement applicable au traitement des maladies des femmes. La malade étant plongée dans un bain tempéré, un courant d'eau minérale, à des températures diverses, lui est amené par un tuyau terminé par une canule recourbée. La malade la place elle-même. Cette pratique est excellente et, dans bien des cas, elle permet d'obtenir, par le bain, un effet général sur l'économie, et. par la douche, une action locale sur l'organe malade, double influence dont les effets sont souvent des plus importants pour le traitement.

L'action de ces divers appareils balnéothérapiques se trouve encore secondée, suivant les indications, par deux autres pratiques, le massage et les cornets.

*Le massage* est pratiqué, à Bourbon, sur une grande échelle, par l'intermédiaire d'un excellent personnel de masseurs et de masseuses fort habiles. On conçoit de quelle valeur doit être cette pratique auprès d'une source fréquentée surtout par des paralytiques et des rhumatisants. Aussi les résultats que nous en obtenons sont-ils souvent remarquables.

On sait en quelle série de manœuvres variées consiste le massage : frictions, pétrissage, malaxation, froissement, pincement, sciage de la peau et des muscles, précédant

les percussions diverses : hâchure, claque-
ment, vibrations pointées, vibrations profondes, pour aboutir enfin à ce qu'on appelle
les mouvements : tractions, torsions, secousses.
Mais ces diverses manœuvres, pour donner
un résultat utile, doivent être méthodique-
ment faites par des gens habiles et instruits en
cette sorte d'art.

De ce pétrissement du corps, de ces tiraille-
ments de la peau, des muscles, du tissu
cellulaire, résultent une suractivité des fonctions de la peau, une circulation plus profonde
et plus parfaite dans tous les tissus, une augmentation dans la facilité des mouvements,
une plus grande souplesse dans les tendons,
les jointures, un moyen de lutte contre l'atrophie qui gagne les parties depuis longtemps
en repos. Le massage bien appliqué est un
expédient puissant pour ramener la motilité et
la sensibilité dans des parties qui ne recevaient
plus qu'un faible influx nerveux ; il permet
encore de dissiper les commencements d'infil-
tration et d'engorgements qui se font autour
de certaines articulations. Ce dernier fait est si
vrai, que le traitement de l'entorse par le
massage est presque devenu, aujourd'hui, un
traitement vulgaire.

Nous dirons donc que, au point de vue

thérapeutique, le massage a beaucoup de bon et qu'il est très-bien pratiqué à Bourbon.

*Percurrit agili corpus arte tractatrix,*
*Manumque doctam spargit omnibus membris.*

Si ce n'est pas se montrer trop ambitieux que d'appliquer à nos masseurs ces deux vers que Martial écrivait au sujet des masseuses de Rome.

Avec le massage, la station de Bourbon met en usage une autre pratique qui, pour ne lui être pas absolument particulière, n'est guère connue pourtant que dans quelques établissements thermaux du Bourbonnais ; ce sont le *cornets*. Des cornes amincies, de forme et de dimensions variables, suivant les régions où elles doivent être placées, sont ouvertes aux deux extrémités. L'une de celles-ci est appliquée sur la peau ; on opère alors, par succion, la raréfaction de l'air intérieur ; puis l'opérateur ferme l'extrémité, sur laquelle il vient d'apposer les lèvres, au moyen d'un morceau de cire préalablement déposé dans sa bouche. Les cornets sont donc des sortes de ventouses, mais d'un emploi beaucoup plus facile, plus prompt, que l'on peut aisément appliquer sur toutes les régions, quelles qu'en soient la surface et la configuration. Leur puissance est assez grande pour que l'on puisse, si on le désire, obtenir la phlyctène ou procéder à la scarification.

Dans une station fréquentée par un grand nombre de malades impotents, infirmes ou paralytiques, on devait se préoccuper de procurer à ces personnes, à domicile, une partie des soins qu'elles ne peuvent venir réclamer à l'établissement thermal. Il y a donc un matériel d'appareils portatifs pour bains locaux, injections, douches partielles, etc., affecté à ce service à domicile. Mais, comme on le pense bien, le nombre des indications auxquelles peut répondre ce service reste nécessairement assez restreint et il devient indispensable, dans le plus grand nombre des cas, que le malade se fasse conduire à l'établissement thermal aussitôt que son état le lui permet.

Ce déplacement est, le plus ordinairement, non-seulement possible, mais encore aisé à effectuer, tant les précautions prises dans ce but sont complètes. Sous ce rapport, en effet, l'installation du service des malades, à la station de Bourbon-l'Archambault, est véritablement exceptionnelle et cause justement l'étonnement des personnes qui le voient pour la première fois. Nulle part, on ne trouvera des dispositions mieux entendues, des moyens de transport plus commodes, un personnel de baigneurs plus zélés, plus adroits et plus prévenants.

A l'heure du bain, qui a été préalablement fixée par nous, deux baigneurs qui resteront fidèlement attachés à la personne du malade, et pendant toute la durée de sa cure, seront ses aides, ses hommes et ses intelligents serviteurs, s'en vont le prendre dans son lit. On conçoit de quel inappréciable avantage il est pour des infirmes, des paralytiques ou des blessés que le service soit toujours exécuté par les mêmes aides.

Après avoir revêtu le malade d'un large peignoir de molleton de laine chauffé, les baigneurs le placent dans une chaise à porteurs bien close et l'enveloppent d'une couverture également chauffée. L'ancienne chaise à porteurs, telle qu'elle est encore usitée presque partout, a dû être abandonnée à Bourbon, parce que beaucoup de malades n'y pouvaient entrer qu'au prix de vives douleurs. Le mode de transport actuellement employé est une sorte de large fauteuil, surmonté d'une capote mobile en coutil, et fermé en avant par un tablier et des rideaux. C'est une espèce de petit cabriolet sans roues, bas, commode et d'accès fort facile pour tous.

Le malade, bien installé dans sa chaise, défendu de l'air et du froid extérieurs par des rideaux, arrive prestement au cabinet de bain que lui a fait préparer d'avance le chef baigneur, sur les indications du médecin. Là, les deux baigneurs, toujours avec les mêmes précautions, reprennent le malade, le mettent au bain, lui prodiguent les soins dont il a besoin.

C'est à ce moment que nous avons coutume de faire notre visite quotidienne au malade, pour nous assurer de son état, juger des effets du traitement, voir en quoi il doit être modifié ou simplement être continué.

Là, également pendant le bain, la boisson thermale pure ou mélangée, est présentée par un employé qui n'a d'autre fonction que de veiller à cette distribution ainsi qu'à celle des autres eaux minérales dont nous jugeons l'usage nécessaire.

Si le baigneur doit être soumis à la douche, ce qui est le cas le plus habituel, ou à quelque autre pratique balnéothérapique, il reçoit ces soins de l'un de ses baigneurs toujours très-attentifs à obéir aux prescriptions du médecin. Enfin, avec les mêmes précautions qui ont précédé à sa venue, le malade est reporté dans son lit, qui a été préparé pendant son absence.

Chaque jour ces soins sont répétés avec les mêmes précautions attentives, le même zèle, la même ponctualité et la même intelligence. Aussi, si la station de Bourbon, sous le rapport de la variété des distractions, des fêtes et des plaisirs n'offre pas autant de ressources que d'autres stations plus bruyantes, c'est beaucoup, ce nous semble, et ce doit même être tout pour les malades, que ce service balnéaire et médical si complet et si bien établi. La source de Bourbon n'est pas prétexte à plaisirs, mais un sérieux moyen de guérison.

*Salle d'inhalation provisoire.* — Avant de quitter ce qui a trait à l'établissement thermal, qu'il nous soit permis de rappeler un essai qui fut tenté, dans de très-mauvaises conditions, il faut le dire, sous la savante impulsion de M. Mélier.

L'excellent inspecteur général des eaux, que tout le monde regrette, étant venu, en 1860, demander à nos sources le rétablissement de sa santé, mit à profit son séjour, à Bourbon, pour étudier un nouveau plan de reconstruction de l'établissement actuel. A cette époque, les médications par inhalation de vapeurs et par pulvérisation étaient dans leur plus grande faveur. M. Mélier pensa qu'il y avait quelque chose à faire à Bourbon, dans ce sens.

Donc, à la fin de la saison de 1861, sur les indications de M. Mélier, M. le Ministre des Travaux publics ordonnait la construction d'une salle d'inhalation sur le réservoir de la source.

Cette salle fut, en effet construite, mais d'une façon absolument provisoire et les installations, qui lui furent données, restèrent très-insuffisantes.

En même temps, M. l'Ingénieur de Gouvenin recevait la mission d'analyser la composition du gaz et de l'atmosphère de la salle. Cet habile observateur entreprenait aussitôt ses travaux d'analyse et en présentait les résultats dans un mémoire fort complet. Nous nous bornerons à reproduire ici, d'après lui, la composition de l'atmosphère de la salle, en rapport avec la nature des gaz émis et mélangés à l'air ambiant :

| | |
|---|---|
| Vapeur d'eau................ | 3.6. |
| Acide carbonique............ | 3.3 |
| Oxygène.................... | 19.1. |
| Azote...................... | 74.0 |
| | 100.0. |

Le rapport de l'azote à l'oxigène qui est égal à 0,78 dans l'air normal devenait donc plus grand et atteignait 3,85 dans l'enceinte.

De notre côté, nous recevions du ministère la mission d'expérimenter l'influence que pourrait avoir cette atmosphère sur un certain nombre de malades à notre choix. L'embarras pour nous, fut de rencontrer, parmi la clientèle très-spéciale qui fréquente les sources de Bourbon, un nombre de malades suffisant auquel ce traitement put être rationnellement appliqué; en outre, de déterminer ces malades à se soumettre à ce qu'ils considéraient comme une expérience *in animâ vili*, et qui, par suite, leur répugnait.

Nos essais furent donc, nécessairement, fort difficiles et nos observations très-incomplètes. En outre, il ne nous fut pas possible de démêler exactement ce qui revenait aux inhalations seules, puisque nos malades suivaient en même temps le traitement thermal ordinaire.

Nous fîmes pourtant de notre mieux pour mettre en lumière les résultats de notre pratique que nous adressions au ministère. Nous vîmes surtout de bons effets obtenus, action résolutive, manifeste, dans les lésions des articulations. Mais nous ne voulons pas nous engager davantage ici dans les réflexions au sujet de cette tentative qui n'eut, à Bourbon, qu'une durée éphémère et qui était sans doute digne d'être autrement encouragée, ne fut-ce qu'en souvenir de l'homme éminent qui avait conçu l'utilité de cette installation avec l'espérance d'en obtenir quelques avantages pour les malades (1).

## HOPITAL THERMAL CIVIL

De l'autre côté des réservoirs, et comme faisant pendant à l'établissement thermal, s'élève l'hôpital thermal civil de Bourbon-l'Archambault. Cet établissement charitable était autrefois très-bien doté. C'est certainement un des plus vastes et des plus utiles parmi les fondations de ce genre créées auprès des sources thermales.

L'hôpital thermal contient quatre-vingt lits distribués entre plusieurs salles qui répondent assez bien aux exigences, si difficiles, de l'hygiène nosocomiale. Ces salles sont ouvertes aux malades pauvres du 15 mai au 15

(1) Voyez notre mémoire : *Notice sur la salle d'inhalation provisoire de Bourbon-l'Archambault*. Paris, Adrien Delahaye, éditeur, 1867, et dans le tome XIII<sup>e</sup> des *Annales de la Société d'hydrologie*.

septembre, ce qui permet d'en traiter entre cinq et six cents chaque année. Le service intérieur y est dirigé par des sœurs de Saint-Vincent-de-Paul, et la fondation charitable primitive, comptait surtout au nombre de ses principaux bienfaiteurs le cardinal de La Rochefoucault et le duc de Charost.

Il est assez commun d'entendre dire, à Bourbon, que le traitement thermal de l'hôpital guérit bien plus de malades que celui qui est suivi à l'établissement. C'est qu'en général on voit plutôt l'apparence des choses que leur signification véritable. L'action des eaux est identiquement à l'hôpital ce qu'on la trouve à l'établissement thermal; peut-être même est-elle moins active dans le premier, parce que les installations balnéaires y sont moins nombreuses et moins perfectionnées.

Malgré cette infériorité des appareils, malheureusement trop flagrante, si les malades guérissent en plus grand nombre à l'hôpital, c'est que ceux qui le fréquentent y trouvent, en outre de l'action des eaux, des conditions indispensables à l'entretien ou au rétablissement de leur santé, conditions dont ils étaient depuis longtemps privées, alimentation substantielle, repos, propreté, bon gîte, tranquillité d'esprit, etc., dont n'avaient jamais été privés les malades de l'autre catégorie. En d'autres termes, tandis que les malades de l'établissement thermal, qui n'ont pas eu à lutter contre l'influence exténuante de la misère physique et morale, ne peuvent attendre que des eaux minérales un soulagement à leurs maux, les indigents de l'hôpital se trouvent, au contraire, soumis du même coup à une double influence : influence des eaux et influence non moins puissante de l'hygiène et du régime. Ceux-ci n'étaient guère malades que d'épuisement et de misère; ceux-là, au contraire, nous apportent ici des maux pour lesquels ils ont, bien souvent, épuisé déjà une longue série des ressources possédées par la matière médicale ou la clinique thermale d'autres stations. La différence dans les causes est donc, très-habituellement, radicale; faut-il s'étonner alors si le résultat obtenu est aussi très-différent ?

Une charité intelligente a fait, pour l'hôpital thermal, tout ce qu'elle a pu, afin de l'améliorer. Tel qu'il est, il représente, à part son installation balnéaire imparfaite, mais que l'on s'efforce de perfectionner graduellement, un établissement assez complet, pourvu d'une pharmacie et d'une chapelle.

Toutefois, il faut bien dire à la Commission administrative de cette maison que, mieux inspirée, elle n'abandonnerait pas la direction entière aux Sœurs de Charité que d'autres soins réclament. Elle aurait dû comprendre qu'au moyen d'une discipline intérieure mieux entendue et de l'intervention des médecins dans ses délibérations, il eut été facile de faire, de l'hôpital de Bourbon, une source d'enseignement clinique des plus précieux. Nous avions proposé à ce sujet quelques réformes à opérer et qui n'auraient nécessité que des dépenses insignifiantes, nous n'avons pas été compris. Serons-nous plus heureux, si la proposition d'un député, M. Tassin, aboutit à substituer aux Commissions actuelles, des Commissions nouvelles nommées par les Conseils municipaux ? Espérons.

En décrivant les bassins, nous avons parlé d'un des réservoirs de l'hôpital. L'eau minérale y arrive dans deux grandes piscines affectées l'une aux hommes, l'autre aux femmes. Chacune d'elle a, comme corrollaire, un double service de douches. Il reste beaucoup à faire sous le rapport des installations balnéaires, et surtout pour arriver à bien régler, suivant la température, l'usage de l'eau minérale. Chaque année voit bien quelques améliorations partielles, mais l'hôpital thermal comme l'établissement, comme la station tout entière,

aurait fort à gagner à être soumis à une initiative autrement active que celle qui s'y fait
sentir aujourd'hui.

## HOPITAL THERMAL MILITAIRE

L'administration de la guerre, qui, de tout
temps, s'est montrée fort soucieuse de faire
bénéficier les malades militaires des ressources
que la médecine hydrologique présente pour
le traitement des maladies chroniques, adresse
chaque année, depuis près de deux siècles,
des malades à Bourbon-l'Archambault. C'est
même dans le but de recevoir ceux-ci que, à
l'origine, furent spécialement édifiés les bâti-
ments qui servent aujourd'hui, à l'hôpital
civil.

Plus tard, cet établissement fut divisé en
deux sections. L'une d'elles était réservée aux
malades militaires, la seconde aux indigents.
A partir de 1830, l'hôpital étant devenu insuffisant pour cette double destination, l'administration acquit quelques maisons conti-
guës qui furent exclusivement réservées aux
militaires.

C'est sur l'emplacement de ces maisons que
fut construit, en 1851, l'établissement mili-

taire qui est pourvu de tous les appareils nécessaires à l'administration des eaux.

Le nouvel établissement possède 90 lits pour
les sous-officiers et soldats, et 12 chambres
pour les officiers. La durée du traitement s'y
fait par séries de soixante jours. En somme, ce
sont donc de 180 à 200 malades militaires qui
bénéficient chaque année des ressources du
traitement thermal de Bourbon.

La direction médicale des malades y est
confiée à des officiers du service de santé des
armées. Plusieurs d'entre eux ont même mar-
qué leur passage en écrivant sur les eaux de
Bourbon des mémoires très-estimables. A ce
titre nous sommes même heureux de rappeler
les noms de deux de nos confrères militaires,
celui de M. le D<sup>r</sup> Corne, et surtout celui
de M. Grellois.

Nous terminerons même ce chapitre par
quelques lignes empruntées à la brochure de
M. le D<sup>r</sup> Corne, dans lesquelles cet auteur
apprécie, à sa manière, la situation de l'hôpital militaire pendant son exercice, situation
qui n'a guère été modifiée depuis.

« Je termine, dit M. Corne, en faisant des
« vœux pour que la station thermale de
« Bourbon-l'Archambault reçoive des amé-

« liorations importantes, en rapport avec l'a-
« bondance et l'utilité de ses eaux. Il faut es-
« pérer que l'initiative et la bienveillance de
« l'Etat réaliseront bientôt le projet qui est à
« l'étude.

« Je dis le projet, en faisant allusion à l'a-
« grandissement sur place, ou près des sour-
« ces, de l'établissement actuel ; car je consi-
« dère comme malheureuse, la conception d'un
« nouvel établissement en dehors de la ville,
« dans un étang desséché. N'est-il pas infini-
« ment probable que l'on compromettrait la
« qualité et l'efficacité des eaux en les condui-
« sant loin de leur émergence ? Ce serait sacri-
« fier, en outre, les intérêts de toute cette pe-
« tite ville au monopole d'une société qui béné-
« ficierait seule d'une exploitation qui est la
« condition d'existence d'une population hos-
« pitalière et sympathique aux malades.

« Espérons aussi qu'on rétablira l'étang,
« dont les eaux de bonne qualité étaient une
« si précieuse ressource pour les besoins do-
« mestiques, et un bienfait, en entraînant les
« immondices et les égouts infects qui rendent
« la basse ville si insalubre et si désagréable
« pendant l'été.

« Quant au service des salles militaires de
« l'hospice, les médecins militaires qui en ont

« été chargés depuis six ans sont tous d'ac-
« cord — et les ordres d'inspections annuelles
« en font foi — sur l'insuffisance des éléments
« les plus simples de l'exécution de ce service.
« L'activité et le dévouement des sœurs hos-
« pitalières sont impuissants à combler tous ces
« *desiderata*. En un mot, il y a des malades
« et un médecin, presque séparés par des
« administrateurs, et une administration équi-
« voque et intéressée (1). »

(1) Nous laissons toute la responsabilité de cette appréciation à son auteur, en faisant observer qu'une période de temps déjà longue s'est écoulée depuis son passage à Bourbon.

# LES SOURCES

Bourbon-l'**Ar**chambault tire sa principale importance, sous le rapport médical, de sa source chlorurée sodique, désignée sous le nom de *Source thermale*. Mais, en outre de celle-ci, cette station possède trois autres sources froides minéralisées par le fer à l'état de bicarbonate et de crénate.

De ces trois dernières sources, une seule, la source de Jonas, ferrugineuse, bicarbonatée et créantée, vient sourdre sur le territoire même de Bourbon, à 200 mètres environ de la Source thermale ; les deux autres, celles de Saint-Pardoux et de la Trollière, couient à 12 kilomètres, à peu près, de Bourbon. Elles ne rappellent, d'ailleurs, que de très-loin, la constitution de la Source thermale. Malgré leur dissemblance de composition et leur éloignement, surtout en ce qui concerne Saint-Pardoux et la Trollière, ces sources sont considérées comme des annexes de la station de Bourbon, et, par suite, placées sous la même inspection médicale. En réalité, leurs eaux sont d'un grand secours pour les malades qui fréquentent la Source thermale, et le médecin est souvent heureux de pouvoir mettre à profit les propriétés reconstituantes de ces eaux martiales.

Mais, comme c'est principalement de la Source thermale que Bourbon tire son importance médicale, c'est de celle-ci que nous allons nous occuper d'abord avec plus de détails. Plus tard, nous dirons quelques mots des trois sources ferrugineuses qui ne peuvent être considérées ici que comme un moyen adjuvant du traitement.

Quant à la constitution géologique du bassin où s'élève Bourbon, nous nous bornerons à dire qu'elle est formée de terrains sédimentaires de l'âge triasique : marnes et grés bigarrés, calcaires-argileux et calcaires-magnésiens, en très-minces couches, houilles, etc. Au-dessous, on trouve de très-fortes masses de gneïss granitoïde et de gneïss bien caractérisé qui viennent même affleurer en de nombreux points. Suivant M. l'Ingénieur Boulanger, l'origine probable de la source de Bourbon est une fissure qui sépare le terrain du gneiss de la pegmatite.

I

# SOURCE THERMALE

PROPRIÉTÉS ORGANOLEPTIQUES & PHYSIQUES

La Source Thermale vient s'ouvrir au midi de la ville, sur un emplacement qui est devenu la place des Bains. Comme il arrive très-souvent, l'Eau minérale ne se présente pas en une masse unique. Elle se divise entre un certain nombre de conduits naturels, pour former comme autant de sources spéciales ou puits. Mais ce qui prouve bien que toutes ces veines liquides proviennent d'une origine unique, c'est que l'eau minérale présente partout les mêmes propriétés physiques et chimiques.

La quantité d'eau minérale fournie par la source est considérable. Dans son *Traité des Eaux de Bourbon-l'Archambault* (1), publié

(1) *Traité des Eaux de Bourbon-l'Archambault,* selon les principes de la nouvelle physique, par le Sᵣ J. Pascal, docteur-médecin. Paris, 1699.

en 1699, le Docteur Pascal écrivait : « Elle est abondante au point de faire aller un moulin, et de donner toutes les heures cent muids d'eau.» Ce fait se trouve confirmé plus d'un siècle après, en 1814, par ce que dit le Docteur P. Faye qui évalue à 2,400 muids le débit de la source en 24 heures, soit, d'après le calcul même de cet auteur, 648 kilolitres.

Bien que cette abondance de l'eau minérale ne soit plus aussi grande aujourd'hui, diverses causes conduisent à admettre que l'écoulement de la source a atteint ce volume, à cette époque. Il est, en effet, avéré que les conduits s'engorgent graduellement par les matières que les eaux y déposent en arrivant au contact de l'air.

Voici un exemple décisif de ce dernier fait qui nous est fourni par M. le docteur Grellois. Jusqu'en 1858, époque où ce médecin distingué vint à Bourbon, on avait coutume d'y répéter, par tradition, sans doute, que le débit de la source thermale était de 2,400 mètres cubes en 24 heures. Surpris de ce chiffre élevé, et supposant une exagération, M. Grellois fit des recherches qui lui démontrèrent que le volume des eaux atteignait à peine à 300 mètres cubes. Par la suite, un curage des bassins et de la source ayant été faits par ordre du conseil de santé des armées, on vit le rendement des eaux s'élever à plus de 1,100 mètres cubes. Actuellement encore, ce dernier chiffre doit être tenu pour celui qui se rapproche le plus de la vérité.

Comme le disait déjà Pascal, en 1699, la source est intarissable. Le niveau de ses eaux se maintient sensiblement le même, quelle que soit la quantité qu'on en prenne. P. Faye raconte à ce propos que Gaston d'Orléans étant venu, en 1640, rétablir sa santé à Bourbon, témoigna sa reconnaissance en faisant améliorer l'état de la piscine. Pour y parvenir, écrit Faye, « Fagon, qui lui avait conseillé les eaux de Bourbon, voulut qu'on commençât par arrêter l'écoulement de la source ; à cet effet on y établit trois pompes ; mais, malgré leur jeu continuel, et le secours des baigneurs qui, de leur côté, puisaient l'eau, on ne parvint qu'à diminuer sa hauteur dans le réservoir d'un mètre quatre décimètres (4 pieds), et il en resta encore au moins autant : ce qui n'empêcha pas d'y descendre, et de nettoyer le fond, mais on ne put rien faire de plus. »

La source ne subit donc les influences saisonnières ni dans sa température, ni dans sa composition chimique ou dans son volume.

L'unique exemple d'un fait de ce genre, dont il ait été conservé mémoire, remonte au 1ᵉʳ novembre 1755, et il coïncide avec une forte secousse de tremblement de terre qui se fit sentir à Lisbonne. Ce même jour, entre trois et quatre heures de l'après-midi, le volume de la source s'accrut subitement, au point que l'eau déborda par dessus les margelles des puits et inonda la ville.

L'effet de la commotion ne se borna pas à se faire sentir sur le débit de la source. L'eau minérale fut, en outre, modifiée dans ses propriétés physiques et peut-être aussi dans sa composition chimique. Elle coula d'abord avec une couleur ardoisée, puis devint blanchâtre. Elle abandonnait par le repos un dépôt considérable que l'on estima à un vingtième de son poids et dont nous regrettons de ne pas connaître la composition. En même temps, sa température s'était accrue et sa saveur avait changé.

Mais ces troubles ne furent que très-momentanés, puisque tout était rentré dans l'ordre habituel quatre jours plus tard.

PROPRIÉTÉS ORGANOLEPTIQUES & PHYSIQUES

Puisée dans un vase et examinée en petite quantité, l'eau de la Source thermale est parfaitement limpide et incolore. Elle ne se trouble pas par le refroidissement. Elle se couvre seulement d'une très-légère pellicule blanchâtre de carbonate de chaux. Vue en masse, c'est-à-dire dans les bassins ou dans les puits, elle prend une teinte verdâtre d'autant plus foncée que la couche d'eau est plus épaisse. Cette teinte verte n'appartient pas à l'eau elle-même, elle lui est communiquée par les conferves qui y sont en suspension et dont nous parlerons bientôt.

Cette eau est inodore au moment où elle vient d'être puisée, bien que le plus grand nombre des médecins qui ont écrit sur ses propriétés physiques, et même le précédent inspecteur, M. Regnault, aient cru y découvrir une odeur d'hydrogène sulfuré. P. Faye qui partageait cette dernière opinion ajoute : « cette odeur est si volatile et dépend tellement de la présence des gaz, qu'elle diminue à mesure qu'ils se dégagent, et disparaît tout-à-fait lorsque l'eau a séjourné quelque temps dans les mêmes vases. » Malgré cela, s'il se peut que parfois l'eau minérale présente une odeur hépatique, ce n'est pas à la présence d'un principe sulfureux originel qu'elle le doit, mais à la sulfuration secondaire des sulfates qui y sont contenus par la matière organique avec laquelle ils sont en contact.

Sa saveur varie avec la température, ce qu'il est facile d'expliquer par la présence ou l'absence de l'acide carbonique. Bue chaude, elle donne au goût une sensation légèrement salée et acidulée. Refroidie, elle perd sa saveur piquante pour devenir âcre et nauséabonde. Ce qui démontre bien que ce changement de saveur est dû au dégagement de l'acide carbonique, c'est que, réchauffée, l'eau conserve cette même saveur nauséabonde que Patissier qualifiait d'alcaline.

Au toucher, l'eau minérale semble douce et légèrement onctueuse, propriété qu'explique suffisamment la présence des conferves.

L'eau de la Source thermale viendrait en quinzième ligne, sous le rapport de sa température, parmi les sources les plus chaudes de France. On peut fixer approximativement cette température à 52° centigrades. Nous disons approximativement, car l'eau présente quelques très-légères variations dans sa chaleur, ce qui doit tenir surtout au mode suivant lequel sont établis et exposés les bassins de recueillement ou puits, et à l'état du ciel.

M. le docteur Grellois, qui a fait sur ce point des recherches thermométriques fort complètes, dont il a présenté le résultat à la Société météorologique de France (1) a trouvé, pendant l'été de 1858, que ces eaux donnaient une température moyenne de 51°25, avec un maximum de 51°98, et un minimum de 50°40. Il y a donc un écart possible de 1°58.

L'eau de la Source thermale a-t-elle présenté une température plus élevée à une époque plus ou moins éloignée de nous ? On est en droit de se poser cette question, car tous les anciens auteurs donnent comme indice de chaleur le chiffre de 60°. P. Faye, au travail duquel nous revenons volontiers, parce que l'auteur s'y signale toujours comme un observateur aussi sagace que savant, affirme qu'il a vu cette température varier dans le réservoir de la source, entre 48 et 50°. Or, si cette observation prouve que les légères variations que peut présenter la température de l'eau minérale ne lui avaient pas échappé,

(1) Communication de M. Grellois à la Société météorologique de France, *in* Bull. de cette Soc., tome 7, année 1859.

elle nous ramène aussi aux chiffres de 60° à 62° 5 centigrades comme représentant la température de l'eau. Quoi qu'il en soit, on peut tenir le nombre de 52 centigrades. pour très-rapproché de la vérité. Cette température est trop élevée pour que l'eau minérale soit employée en bains avant d'avoir passé par les bassins de réfrigération.

Pour rechercher la densité de l'eau de la source de Bourbon, il faut tenir compte de sa température au moment de l'essai, et surtout de la présence ou de l'absence des gaz. Avec un densimètre dont le 1,000 correspond à la densité de l'eau distillée à 4°, on a trouvé, pour l'eau de la source thermale : à 51°,5 densité égale à 0,996; — à 4°, les gaz étant dégagés, densité : 1,002.

Enfin, avant d'en venir à l'examen des propriétés chimiques, disons que l'eau de la source thermale, comme toutes les eaux plus ou moins chargées de gaz, reste, dans les réservoirs, dans un état constant de bouillonnement. Ce phénomène, dont l'explication est pourtant très-simple, avait vivement frappé l'attention des anciens auteurs. Ils lui faisaient jouer, ainsi qu'à la chaleur des eaux, qu'ils supposaient de nature particulière, un rôle important, autant d'assertions que les progrès de la physique moderne nous obligent à considérer comme des puérilités.

PROPRIÉTÉS CHIMIQUES.

N'en déplaise à maître J. Pascal, docteur-médecin, qui, dans son *Traité des Eaux de Bourbon* (1699), après s'être longuement evertué à démontrer que la source ne débitait pas que de l'eau claire, en vient ensuite, par une série de raisonnements aussi embrouillés que spécieux, à affirmer que l'eau de la source thermale n'est pas minérale, les perfectionnements de l'analyse chimique nous apprennent, à n'en pas douter, que l'eau de Bourbon est minérale et qu'elle doit être rangée dans la classe des chlorurées-sodiques.

J. Aubery, bourbonnais, comme il ne manque jamais de s'en vanter en inscrivant son lieu d'origine après son nom, docteur en médecine et médecin de monseigneur le duc de Montpensier, ne s'était pas perdu dans toutes ces subtilités, bien qu'il eût écrit son livre, pourtant fort incorrect, près d'un siècle plus tôt (1604). Dès lors, il avançait hardiment que les eaux de Bourbon sont minérales, quitte à faire figurer dans leur minéralisation des corps qu'on serait fort en peine d'y trouver. Il bornait ses profonds raisonnements à « la Recherche de la minière sousterraine des Bains de Bourbon, » et il trouvait assez à s'y occuper, à preuve cette pensée : « La chaleur actuelle, éternelle, tousjours esgale des Eaux de Bourbon, et le meslange de leurs minéraux, ne sont les seuls autheurs de leurs effets, car outre ces causes Naturelles il y a je ne sçay quoy de merveilleux et de divin. »

Mais hâtons-nous de revenir à une époque plus éclairée et plus avide de science précise.

On possède des analyses assez nombreuses et assez anciennes des eaux de Bourbon. Burlet, en 1707, Chomel, en 1735, dans son *Traité des Eaux de Vichy, de Bourbon-l'Archambault et du Mont-d'Or*, s'occupèrent de cette source.

En 1729, l'académicien Bouluc présenta de cette eau à l'Académie des Sciences, la première analyse qui eût quelque valeur, et il y faisait connaître, du même coup, la méthode d'analyse des eaux minérales qu'il venait d'appliquer à ces recherches. Venel et F. Faye, le père, renouvelèrent ces analyses en 1776. Enfin, P. Faye, le fils, a publié, en 1804, un travail sur la détermination, à laquelle il s'est livré, des principes minéralisateurs de l'eau minérale de Bourbon, en qualité et en quantité. Ce travail est très-complet, fort sérieusement fait ; nous aurons, du reste, à y revenir bientôt.

Depuis le commencement de ce siècle, l'eau minérale de la source thermale de Bourbon a été l'objet d'autres analyses ; la rigueur des nouveaux procédés analytiques a donné aux résultats une précision beaucoup plus grande. Toutefois, cette précision n'est pas encore aussi parfaite qu'on serait en droit de l'espérer, et il serait fort à souhaiter qu'un dernier travail de ce genre portant sur ces eaux fût entrepris par un chimiste habile. On verra bientôt quelles raisons nous amènent à manifester ce désir.

Voici les résultats de la dernière de ces analyses. Elle fut pratiquée, en 1842, par un chimiste dont le nom a toute autorité en hydrologie médicale, M. Ossian Henry :

SOURCE THERMALE......... Eau : un litre.
Acide carbonique libre..... Environ 1/6 du volume

|  | Gram. |
|---|---|
| Bicarbonate de chaux............. | 0.507. |
| — de magnésie............ | 0.470 |
| — de soude ........... | 0.367 |
| Sulfate de chaux..............} | 0.220. |
| — de soude ..............} |  |

| | |
|---|---|
| Sulfate de potasse.............. | 0.011 |
| Chlorure de calcium.......... | } 0.070. |
| — de magnésium.......... | |
| — de sodium ........ | 2.240. |
| — de potassium... | traces. |
| Bromure alcalin ............ | 0.025 |
| Silicate de chaux et d'alumine.... | 0.370. |
| — de soude......... | 0.060. |
| Oxyde de fer, à l'état de crénate... | 0.017. |
| Matière organique............ | » |
| | 4.357. |

D'après l'analyse de M. Ossian Henry, les eaux de Bourbon-l'Archambault doivent donc être rangées dans la classe des *eaux chlorurées-sodiques fortes, bromurées et thermales.*

Mais voici maintenant un autre point. M. Ossian Henry, par ses recherches, a bien signalé la présence du brôme, mais soit qu'il ait omis de rechercher la présence de l'iode, soit qu'il ait confondu le chiffre de cette subtance avec celui du brôme, il ne parle en aucune façon de cet agent minéralisateur pourtant si prisé en thérapeutique.

Or, dès 1851, MM. Chatin et Hattier, se livrant à de nouvelles recherches en vue de reconnaître si, comme il était probable, l'iode se trouvait à côté du brôme dans les eaux de Bourbon, ont cru pouvoir établir par les chiffres suivants les proportions sous lesquelles y figurent ces deux corps :

Iodures alcalins............... 0.0001.
Bromures................... 0.0020.

D'un autre côté, **M. Boursier**, ancien ingénieur des mines, poursuivant cette même recherche, a également constaté la présence de l'iode, et il en a ainsi noté la proportion, de même que celle du brôme :

Iode................... 0ᵍ000033.
Brome................... 0.001266.

Ce n'est pas tout; **M.** l'Ingénieur des mines de Gouvenin, par des recherches récentes, a pu s'assurer de la richesse exceptionnelle de l'eau de la source thermale en fluorures, fait qui nous avait été déjà signalé par **M. Jules Lefort**.

Quelle que soit la proportion exacte sous laquelle l'iode y figure, l'eau thermale de Bourbon est donc non-seulement chlorurée-sodique forte bromurée, mais encore *iodurée*. Que la quantité des iodures y soit minime, la présence avérée d'un agent thérapeutique aussi efficace ne peut être néanmoins tenue pour indifférente.

Les analyses de **M. Boursier** ont eu cet autre résultat avantageux de faire voir que, à côté du fer, les dépôts formés par les eaux présentaient du manganèse, substance qui ne figure pas non plus dans l'analyse de M. Ossian Henry.

Ces lacunes et ces divergences, portant sur des résultats partiels, suffiraient, à notre sens, à justifier la demande que nous formions, il n'y a qu'un instant, de voir entreprendre une nouvelle analyse de cette eau minérale avec l'aide des nombreux perfectionnements dont la science du chimiste s'est affermie durant ces dernières années. Mais, ce qui est bien plus grave, les dissidences ne se bornent pas aux résultats partiels; elles portent encore sur les résultats généraux. Nous nous expliquons.

Le docteur P. Faye, dans son analyse assez consciencieuse, bien que faite au moyen de procédés peu précis, nous le voulons bien, donnait comme total du poids des principes minéralisateurs contenus dans un litre d'eau : 9 gr. 840;

Saladin, dans le résultat de son analyse publiée en 1838, évaluait la somme de ces mêmes principes minéralisateurs, pour un litre, à 3,665;

Comme on l'a vu par le tableau de l'analyse de M. Ossian Henry, reproduit plus haut, ce distingué chimiste porte cette même somme à 4 gr. 357.

Voici donc trois analyses différentes, et trois résultats différents. En laissant de côté l'analyse, déjà surannée, de P. Faye, analyse qu'on peut considérer comme entachée d'erreurs graves, l'écart entre les chiffres donnés par M. Saladin et M. Ossian Henry, ajoutés aux desiderata que nous avons signalés à propos de l'iode, du brôme et du manganèse, nous font vivement souhaiter qu'une dernière analyse très-sévèrement conduite vienne mettre fin à ces incertitudes, bien que celles-ci n'aient qu'une assez médiocre importance — si ce n'est pour l'iode — au point de vue de la pratique médicale. Ces raisons nous paraissent aussi suffire à motiver notre demande.

M. Ossian Henry a dosé l'acide carbonique libre, contenu dans l'eau, au 6ᵉ du volume. MM. Chatin et Hattier, qui ont plus spécialement exercé leurs recherches sur ce point, estiment la quantité des gaz dissous dans l'eau à $0^l,302$ par litre, et en établissent ainsi la composition :

| | |
|---|---|
| Acide carbonique | 0.764. |
| Oxygène | 0.022. |
| Azote | 0.189 |
| | 0.975. |

Il est un autre point de la constitution chimique des eaux de Bourbon qui mérite d'être signalé : Ces eaux ont-elles en toute saison une composition fixe et constante ?

Avant de nous prononcer nettement sur cette question, elle exigerait, pour être résolue avec quelque certitude, un série d'observations comparatives qui nous font malheureusement défaut. Mais en face des résultats contradictoires donnés par les diverses analyses chimiques que nous avons reproduites plus haut ; en face des recherches spécialement faites par quelques observateurs, notamment par les docteurs Caillat et Grellois, en vue de s'assurer du degré de constance et de fixité que l'eau thermale peut présenter dans sa composition chimique ; en face surtout de divers indices qui nous sont fournis par l'examen des différentes couches des incrustations qu'abandonnent les eaux, incrustations dont nous allons parler bientôt ; nous pencherions volontiers pour admettre que l'eau thermale ne présente pas une composition fixe et constante, sans que nous puissions indiquer pourtant entre quelles limites probables peuvent se faire ces variations, dont nous ne faisons que soupçonner l'existence.

DÉPOTS ABANDONNÉS PAR L'EAU THERMALE

L'eau thermale abandonne des dépôts assez abondants et qui ne se présentent pas toujours et en tous les points sous le même aspect. Ce phénomène est commun du reste à un très-grand nombre de sources; son explication est des plus simples :

Une eau minérale est chargée d'acide carbonique, à la faveur duquel elle tient en dissolution différents corps à l'état de carbonate. Lorsque cette eau minérale arrive au contact de l'air, c'est-à-dire lorsque la pression qu'elle supporte diminue, le gaz acide carbonique qu'elle contenait en excès se dégage, et une partie des corps qui étaient tenus en solution au moyen de celui-ci, se précipitent sous forme de dépôts. Ce sont des corps qui, amoncelés en strates successives, forment à la longue les incrustations et les pétrifications. Ce phénomène se produit avec une certaine intensité à la source de Bourbon.

Aussi, le fond et les parois du réservoir de la source apparaissent-ils revêtus d'une couche épaisse, formée d'une sorte de boue de couleur jaune, qui se déssèche promptement

pour tomber bientôt en poussière. Ce dépôt serait principalement composé de carbonate de fer à l'état de crénate. Ce sel se précipite beaucoup plus promptement que les sels calcaires, et c'est précisément parce que ceux-ci manquent, que les molécules du premier n'ont encore nulle cohésion et qu'ils tombent facilement en poussière.

D'un autre côté, les conditions de température, d'éloignement du griffon et de pression variable que supporte l'eau minérale ont une influence manifeste sur l'aspect, la disposition, la consistance et aussi sur la composition des dépôts abandonnés par l'eau en différents points de son parcours.

Nous venons de voir le dépôt se former sous l'apparence d'une boue jaune, se desséchant promptement pour devenir pulvérulente dans le réservoir même de la source. Nous le trouverons encore à peu près semblable dans les piscines où l'eau arrive rapidement.

Dans les tuyaux de conduite, au contraire, le dépôt apparaîtra sous forme de véritables incrustations dures et d'épaisseur variable. Le mode de formation de ces inscrustations est facile à comprendre. Elles sont composées de couches minces et lisses, successivement déposées en stratifications régulières. M. Grel-

lois dit avoir pu compter jusqu'à quarante de
ces couches sur un fragment qui n'avait pas
plus de deux centimètres d'épaisseur. Cet
habile observateur affirme aussi avoir pu
remarquer fort nettement la différence de
composition chimique de ces couches successives. Des fragments de ces dépôts qui avaient
servi aux observations de l'honorable M. Grellois nous ont été récemment remis, et nous
avons pu constater toute la justesse des remarques faites par notre distingué confrère.

« Tandis que les unes de ces couches,
écrit-il (1), représentent un carbonate cal-
caire à peu près pur, en cristaux distincts,
d'autres offrent des mélanges de ce même sel
avec d'autres agents minéralisateurs et surtout le fer et le manganèse ; et c'est précisément cette différence de composition qui permet de distinguer si nettement la succession
des strates. Que conclure d'abord de ce fait ?
C'est que l'eau qui constitue les dépôts n'est
pas toujours identique à elle-même, et que
sa composition doit varier dans un temps
assez court, puisque l'on voit, sans ordre
apparent, se succéder des couches de teintes
variées.

(1) Grellois. *Etudes sur les Eaux minérales de Bourbon-
l'Archambault*, p. 18. Paris, Victor Rozier.

Nous serions très-disposés à nous ranger à cette même opinion, au sujet de la non-constance de la composition chimique de l'eau thermale.

Pour en revenir à la nature des corps qui, en se déposant, contribuent à former ces incrustations, il nous suffira de dire que l'on peut y rencontrer des races de tous les principes minéralisateurs contenus dans de l'eau minérale. C'est en procédant à leur analyse chimique, on ne l'a pas oublié, que M. l'Ingénieur Boursier et, après lui, M. Jules Lefort, ont pu s'assurer de la présence du manganèse dans l'eau de Bourbon.

M. Boursier a également fait connaître la composition d'une autre espèce de dépôt qui se présente sous un aspect très-différent des précédents. Celui-ci est en masses mamelonnées et caverneuses, de couleur brunâtre, légères et de faible cohésion. Cet habile chimiste a trouvé que ces masses noirâtres étaient formées de carbonate de chaux privé de magnésie, coloré par un mélange de péroxyde de manganèse et d'un peu de peroxyde de fer.

Mon prédécesseur, M. le Dr Regnault, dit avoir vu dans certains conduits éloignés de la source, où l'eau coule lentement et se renouvelle rarement en totalité, «un dépôt très-abondant de boue noire, fétide, très-hydrogénée, composée de silice, de sulfure et de carbonate de fer, et de conferves en partie putréfiées. » De son côté, P. Faye, dans son livre, donne la description de certains dépôts qui ne se rapportent plus exactement à ce que nous voyons aujourd'hui. Ce dernier auteur insistait assez longuement sur la composition chimique des boues qu'il utilisait en applications médicales, usage qui, de nos jours, est complétement tombé en désuétude, et sans doute à tort. Les résultats obtenus, par ce moyen à St-Amand à Bourbon sont de nature à faire regretter la modeste installation créée par Faye.

La proportion suivant laquelle l'eau minérale abandonne son dépôt est assez considérable pour devenir, si l'on n'y prenait garde, la cause d'un réel embarras. Il lui suffirait de quatre à cinq ans pour combler le canal qui la conduit du bassin aux piscines. C'est en débarrassant les conduits de la source des concrétions qui les obstruaient qu'on est parvenu à ramener débit quotidien de celle-ci de 260 mètres cubes à plus de 1,100 mètres cubes.

CONFERVES

Pour compléter ce que nous avons à dire des propriétés physiques et chimiques de l'eau minérale de Bourbon, il nous reste à parler des conferves ou oscillaires qu'elle contient en abondance.

Nous avons déjà indiqué que c'est à la présence de ces conferves qui végétent sur le fond et les parois des puits et des bassins que l'eau thermale doit la couleur verte qu'elle présente en ces lieux.

Les conferves n'existent pas primitivement dans l'eau minérale ; elles ne se développent qu'une fois que celle-ci est parvenue dans les puits ou dans les bassins de réfrigération, et par suite de la douce influence de la lumière et de l'air. Ce sont des produits d'ordre végétal qui prennent naissance partout où coulent lentement ces eaux, s'implantent sur le fond ou les parois des bassins, y restent d'abord noyées, puis montent et s'étalent à sa surface, pour y périr.

Elles se présentent sous la forme de membranes translucides d'une extrême minceur. Souvent leur aspect est rendu boursouflé par l'emprisonnement, entre leurs parois de nombreuses bulles de gaz. A l'origine, leur couleur est d'un jaune verdâtre ; plus tard, lorsque leur dévelopement est plus avancé, elles revêtent une teinte d'un beau vert émeraude. Cette teinte devient plus foncée à mesure que la plante vieillit, jusqu'à arriver au vert olivacé brunâtre.

L'infériorité de l'organisation des conferves les oblige à vivre dans l'eau ; elles ne peuvent résister à l'action directe de la lumière ni de l'air. Lorsqu'une partie de la plante se trouve maintenue hors de l'eau, pendant quelque temps, elle se dessèche rapidement, et la conferve ne continue plus à végéter que par la partie qui est restée submergée. Aussi, quand, par suite d'une cause quelconque, des conferves sont amenées à flotter à la surface du liquide, les voit-on promptement perdre leur belle couleur verte et jaunir au contact de l'air.

Leur consistance est poreuse et gélatiniforme ; elles sont fort douces et très onctueuses au toucher, et fuient sous la main qui les presse en abandonnant des bulles de gaz. Elles présentent une odeur herbacée. Leur saveur, à l'état frais, est si fade qu'on peut presque la dire nulle. Elle paraît, au con-

traire, salée si l'on expérimente sur des conferves sèches, mais cette saveur saline n'appartient pas à la plante ; elle lui a seulement
été communiquée par la concentration des
substance salines contenues dans les liquides
évaporés. Lorsque la conferve fraîche est sou-
mise à l'action de la chaleur du soleil ou de
l'étuve, elle se réduit à l'état d'une lame vé-
gétale très-mince. « Le résidu sec de cette
matière, d'après M. Grellois, est de 1 sur 60
d'eau environ ; elle est fortement azotée (1. 97
sur 100 de matière sèche). » Les gaz contenus
dans les ampoules des conferves sont, d'après
l'ordre de leur prédominance, de l'azote, de
l'oxygène et de l'acide carbonique.

Les conferves ont été rangées par les natu-
ralistes dans la classe des algues, ordre des
confervoïdées, famille des confervacées. On
leur applique indistinctement les noms de
conferves, d'oscillaires, nostoc thermalis, ulve.
P. Faye, qui en a fait une étude assez étendue,
prétend avoir reconnu dans les eaux de Bourbon les espèces de conferves appelées par
Linnée *bullosa, reticulata, gelatinosa, ru-
pestris*, et surtout la *fœtida*, qui serait de
beaucoup la plus commune. M. de Brébisson
a aussi reconnu dans les conferves de Bourbon une espèce particulière à laquelle il a

donné le nom de *Phormidium Hattierianium*, en souvenir de M. Hattier qui la lui avait fait parvenir.

Ce sont ces conferves qui, en se décomposant, peuvent accidentellement communiquer à l'eau une odeur d'hydrogène sulfuré, par suite de la sulfuration secondaire, en présence des matières organiques, des sulfates contenus dans l'eau.

Ces plantes gélatineuses donnent à l'eau de Bourbon une onctuosité qui la rend fort agréable à la peau. Les femmes, plus particulièrement, mettent cette propriété à profit pour augmenter la douceur, le poli et la souplesse de leur épiderme. Peut-être y aurait-il mieux à faire que de borner la destination de ces masses limoneuses à un usage de toilette, et serait-il bon que le public qui fréquente les bains de Bourbon, consentît à revenir de meilleur gré aux errements qui y étaient précédemment suivis.

Nous ne pouvons donc que répéter au sujet des conferves ce que nous disions à propos des boues, c'est-à-dire que le peu d'empressement que l'on met à utiliser ces moyens est regrettable. Quant à nous, nous ne laissons pas d'en conseiller l'usage toutes les fois que l'occasion nous en est offerte. Cette conduite n'est-elle pas toujours suivie, et non sans succès, auprès de certaines sources qui présentent également des conferves, notamment à Néris où on les met à profit en frictions et sous forme de cataplasmes ?

« Ces frictions avec les conferves, disent MM. de Laurès et A. Becquerel, constituent dans le traitement thermal une ressource de plus qui permet de soumettre quelques parties isolées à l'influence des eaux minérales, et de localiser en quelque sorte son action en la rendant plus continue et plus énergique (1).»

Un jour viendra peut-être où il sera de mise à Bourbon de revenir à ce produit végétal des eaux que la mode est de dédaigner aujourd'hui.

(1) *Recherches sur les conferves des Eaux thermales de Néris*, p. 38.

II


# LES SOURCES FERRUGINEUSES


Les trois sources ferrugineuses qui se rattachent à l'inspection médicale de Bourbon-l'Archambault, représentent, nous l'avons dit déjà, un très-puissant moyen adjuvant du traitement par l'eau de la Source thermale. Dans un grand nombre de cas, le médecin trouve dans les applications de leurs eaux une aide trop précieuse pour que nous puissions négliger de faire connaître ici ces sources martiales.

Seulement, comme la Source thermale est celle qui suffit à donner la caractéristique médicale de la station de Bourbon, comme les trois sources ferrugineuses n'y sont que des moyens très-utiles sans doute, mais en réalité accessoires, nous nous voyons dans l'obligation de nous montrer beaucoup plus sobre de détails au sujet de ces dernières sources. Aussi, afin de ne plus avoir à y revenir dans le courant de ce travail, allons-nous, du même coup, exposer sommairement non-seulement les propriétés physiques et chimiques de chacune de ces eaux martiales, mais encore les diverses applications auxquelles la thérapeutique peut les employer.

# SOURCE DE JONAS

La source de Jonas coule à Bourbon même, dans la partie sud-ouest de la ville, à environ 200 mètres de la source thermale. Son antiquité est loin d'égaler celle de cette dernière, puisque sa découverte ne remonte qu'à la fin du XVII$^e$ siècle.

P. P. Faye rapporte ainsi le fait :

« Un suisse de **M.** de Souvrai, qui prenait à Bourbon les eaux thermales, s'amusant à creuser dans le sable, vit jaillir de l'eau, en fit un petit bassin, et dut à cette boisson la guérison d'un flux spermatique habituel (1), reste d'une gonorrhée. Son nom de Jonas fut donné

(1) Lisez tout simplement : blénorrhée.

à la source, et lui resta jusqu'à ce que le maréchal de Noailles, qui était venu en faire usage, l'eût fait environner de murs et orner comme une fontaine. Les habitants l'appelèrent alors fontaine de *Noailles*; mais cette dénomination a été oubliée, et celle de *Jonas* subsiste seule aujourd'hui. »

Cette source jaillit dans un petit bassin surmonté d'une sorte de campanile en zinc. Son voisinage du jardin public, en fait un but de promenade.

Depuis quelques années, nous avons fait recouvrir d'une tente tout l'espace qui avoisine la source. Cette précaution a pour but de mettre ceux qui la fréquentent, à l'abri des rayons du soleil et de la pluie.

L'eau ferrugineuse suinte à travers les fissures du granit. Le débit de la source n'est pas extrêmement abondant, on l'estime à environ 120 litres par heure.

Si peu considérable que soit ce rendement, il suffit amplement à tous les besoins des malades, et, en prenant les précautions nécessaires en pareil cas, la source de Jonas eût certainement été autre part, l'objet d'une exploitation spéciale. A Bourbon, la source chlorurée-sodique ne laisse à celle-ci qu'un rang secondaire.

La source est enfermée dans un bassin creusé dans la voûte où elle prend naissance ; une ceinture de pierre, élevée d'un mètre et revêtue d'une grille à hauteur d'appui, lui forme un réservoir. De chaque angle de ce cadre s'élève une des colonnettes qui supportent le campanile. Tout autour, s'étend une belle plate-forme défendue, de trois côtés, par des murs de pierre contre les éboulements des terres voisines, et fermée, en avant, par une riche grille de fer. Ainsi que nous l'avons dit, cette plate-forme est devenue un but de promenade où les malades aiment à se réunir, et que, pour cette raison, on a garni de bancs nombreux.

L'eau de Jonas est principalement employée en boisson, ce qui ne veut pas dire qu'il n'y ait pas avantage, dans certaines maladies, a attribuer au traitement externe l'excédant du débit de la source.

Au premier examen, l'eau de Jonas ne paraît que peu ou pas gazeuze. On ne voit aucune bulle de gaz traverser l'eau. Dans la profondeur de la source, on n'aperçoit que les petits filets d'origine qui jaillissent en soulevant de légers tourbillons de sable fin. Mais lorsque l'eau ferrugineuse est mise en bouteille, on remarque bientôt de nombreuses bulles de

gaz le long des parois du vase ; ces bulles augmentent encore par l'agitation du liquide, et,
si l'on débouche alors la bouteille, on entend
une légère détonation. En même temps que
le gaz se dégage, on constate un dépôt de crénate de fer assez abondant pour qu'il recouvre
promptement d'une couche mince tous les
vases qui contiennent de l'eau minérale.

L'eau de Jonas est limpide et incolore, bien
qu'elle présente à la source, une légère teinte
jaunâtre qui lui est communiquée par le dépôt ocracé de crénate de fer qui est déposé le
long des parois.

Sa saveur est celle de toutes les eaux ferrugineuses, astringente et métallique. Elle com-
munique ce goût au vin avec lequel on la mélange et lui fait prendre une teinte noirâtre.
Un fait digne de remarque, qui autorise jusqu'à un certain point, à se demander si la composition chimique de cette eau est bien constante, c'est que certains buveurs nous ont dit
souvent avoir constaté des différences jour-
nalières dans sa saveur. Quant à nous, nous
n'avons jamais remarqué ces variations.

Le plus grand nombre des auteurs donnent
à cette source une température constante
de 10°. P. Faye et après lui mon prédécesseur
M. Regnault, notent même si bien cette tem-

pérature constante, qu'ils ajoutent : « l'eau de Jonas ne gèle jamais. » De son côté M. Grellois, qui a fait des sources de Bourbon une étude aussi savante que consciencieuse, s'est précisément livré à des observations thermométriques sur l'eau de Jonas. Or, M. Grellois en est venu à croire que la température de celle-ci correspond à peu près à la température moyenne de la contrée. Il a trouvé à l'eau de la source un maximum de 14°64 et un minimum de 11°45. Il se croit donc fondé à proposer comme moyenne une température de 13°34.

Nous adoptons cette opinion, d'autant plus volontiers que nous sommes arrivé à peu près aux mêmes chiffres, après des observations répétées.

Comme la source thermale, l'eau de Jonas présente des conferves. Celles-ci sont en beaucoup moins grande quantité, très adhérentes aux parois. Elles se présentent sous la forme de tubes faiblement unis entre eux par une matière gélatineuse, ou même complètement libres ; l'ensemble a, alors, un aspect florescent. Ces conferves ont été bien décrites par notre confrère M. Grellois (1).

(1) Voyez *Annales de la Société d'hydrologie médicale,* tome 6ᵉ, p. 342.

P. Faye a trouvé que la pesanteur spécifique de cette eau était de 9° 1/2 à l'aréomètre de Cartier. Après dégagement du gaz qu'elle peut contenir, sa densité a été trouvée égale à 1001°, 315.

L'eau de Jonas appartient à la classe des bicarbonnatées ferrugineuses manganésiennes. Le fer s'y présente à l'état de crénate.

On possède plusieurs analyses de cette source. Les deux dernières sont dues, comme pour la source thermale, à M. Saladin et à M. Ossian Henry. Mais les dissidences qui existent entre les résultats donnés par ces deux habiles chimistes, sont au moins aussi grandes que celles que nous avons signalées pour la source chlorurée-sodique. M. Saladin donne le nombre de 39 gr. 105 comme indiquant la somme des principes minéralisateurs, tandisque M. Ossian Henry indique 0,977 seulement. Nous adoptons le résultat donné par M. Ossian Henry, comme celui qui nous parait le plus vrai, ou, du moins, le plus probable. Si l'on acceptait le chiffre donné par M. Saladin, l'eau de Jonas, serait une des eaux ferrugineuses les plus minéralisées que l'on connaisse.

Voici d'ailleurs le tableau de la composition

chimique de l'eau de Jonas telle qu'il a été établi par l'analyse de M. Ossian Henry.

| Source de Jonas........... | Eau : Un litre. |
|---|---|
| | Gram. |
| Bicarbonate de chaux............ | 0.201. |
| — de magnésie........ | 0.076. |
| Sulfate de soude................ | 0.028. |
| — de chaux .............. | 0.012. |
| Chlorure de sodium............. | 0.100. |
| — de magnésium ........... | |
| Silicate de chaux.............. | 0.500. |
| — d'alumine ............. | |
| — de soude .............. | 0.020. |
| Carbonate et crénate de fer....... | 0.040 |
| Oxyde de manganèse ........... | traces sensibl. |
| | 0.977. |

M. Ossian Henry a dosé l'acide carbonique libre à un cinquième de volume. (1842).

---

ACTION PHYSIOLOGIQUE ET THÉRAPEUTIQUE

Le principal usage de l'eau de Jonas se fait par la boisson ; mais il s'en faut qu'elle ne convienne pas pour l'usage externe, surtout sous la forme de douches locales internes, et d'injections employées dans un but très déterminé. Son usage externe sert encore à administrer ce qu'on appelle à Bourbon la douche d'œil, médication à laquelle nous reviendrons bientôt.

Bue à la source, à la dose de deux à trois verres, en laissant un certain intervalle entre chaque verre, l'eau ferrugineuse est, en général, facilement absorbée. Comme phénomènes consécutifs, on observe seulement une suractivité de la sécrétion urinaire, et un effet laxatif assez prononcé. L'eau minérale prise aux repas, mélangée avec le vin, produit encore des effets identiques.

Mais ce ne sont là que les phénomènes immédiats qui suivent l'ingestion de l'eau. Après quelques jours d'usage, on voit l'eau minérale déterminer une action plus profonde et surtout plus profitable pour le malade. La muqueuse digestive est excitée, l'appétit augmenté, la digestion se régularise. Le fer, combiné à l'acide crénique, se trouve dans les conditions les plus favorables d'absorption : l'eau minérale porte son action tonique et reconstituante à toute la masse du sang, et, par suite, à l'ensemble de l'économie. Le fluide nourricier, devenu plus vermeil, est plus riche en globules rouges, plus plastique, plus réparateur. Toutes les fonctions s'exécutent avec une énergie nouvelle, et, sous cette influence favorable, un grand nombre de maladies deviennent bien plus faciles à être impressionnées par l'action curative de la Source thermale, chlorurée sodique.

Du reste, c'est une pratique assez fréquemment suivie et souvent heureuse, que celle qui consiste à associer, pour la boisson, l'eau de Jonas à celle de la source thermale. Cette dernière ayant pour effet de resserrer, tandis que la première est légèrement laxative, on arrive de la sorte à neutraliser l'action particulière à chacune de ces eaux sur l'intestin. Ce n'est là, d'ailleurs, qu'un point secondaire, car l'action laxative de l'eau de Jonas est légèrement prononcée ; et il est même fréquent de la voir à peu près complétement cesser à mesure que s'opère la reconstitution du malade.

Un fait qu'il n'est pas sans intérêt de noter, c'est l'excitation que l'eau de Jonas exerce sur l'appareil excréteur de l'urine. Sous l'influence de cette eau minérale, il est fréquent de voir rendre très-facilement des graviers assez volumineux.

Mais, un avantage autrement appréciable que l'on retire de l'association des eaux de

la source chaude et de la source de Jonas,
est celui de pouvoir à la fois reconstituer et
modifier l'économie de certains malades, de
les soumettre du même coup à l'action tonique du crénate de fer et du manganèse, et à
l'action altérante et reconstituante des chlo-
rures de sodium, de l'iode et du brome.

Enfin, l'eau de Jonas, peu gazeuse, n'est
pas de digestion fort facile. Son mélange
avec l'eau thermale augmente sa digestibilité,
et en assure l'absorption et l'assimilation.

Nous ne ne voulons pas nous arrêter ici
à énumérer toutes les applications médicales
de l'eau de Jonas. Ce sont toutes celles qui
appartiennent aux eaux ferrugineuses : anémie, aglobulie, anervie, chlorose et tout le
long cortège des affections atoniques et chroniques du système nerveux, de l'appareil digestif et des muqueuses, qui marchent à la
suite de cet état général.

Ce sont d'abord toute la nombreuse légion
des troubles digestifs que l'on a réunis sous
le nom de dyspepsie, la gastralgie, les palpi-
tations nerveuses essentielles, certaines névralgies, tous ces désordres vagues, fugitifs,
si peu déterminés dans leur forme, que l'on
peut rapporter à l'état nerveux, au nervo-
sisme, l'hystéricisme par chlorose ; puis en-

core, tous ces flux chroniques, conséquences
d'inflammations suraiguës des muqueuses :
otorrhée, ophthalmie chronique, blenorrhée,
rhinorrhée, leucorrhée, etc., etc.; paralléle-
ment viendront ces accidents purement congestifs, ou à la fois congestifs et ulcéreux, si
fréquents chez un certain nombre de femmes
des villes, de constitution atonique et souvent
chlorotique : engorgement du col, ou du col
et du corps de l'utérus à la fois ; granulations, ulcérations, métrite chronique, déplacements, prolapsus, chûte de la matrice, etc.
En un mot, tous les accidents généraux ou
locaux, et, dans ce dernier cas, quel que
soit l'organe sur lequel ils siégent, qui sont
sous la dépendance directe de la chlorose ou
de l'anémie.

Il est une autre maladie, assez bien étudiée
dans ces dernières années, désignée commu-
nément sous les noms de vénosités, de plé-
thore abdominale, maladie qui a son point
de départ dans un trouble du système de la
veine porte, se traduisant primitivement par
des troubles des fonctions digestives, coliques,
alternatives de diarrhée et de constipation,
et, secondairement, retentissant sur l'ensemble des fonctions et principalement sur celles
des systèmes nerveux; elle se trouve très-

heureusement influencée à Bourbon. On oppose à cet état l'eau de Jonas, associée à l'eau thermale, en boisson. L'on agit directement sur l'intestin, au moyen de douches internes.

C'est également par les injections et les douches internes, qu'est traité un grand nombre des accidents que nous énumérions il n'y a qu'un instant. Nous passerons sous silence les diverses pratiques balnéothérapiques, auxquelles un traitement peut donner lieu à Bourbon, à l'exception toutefois du mode de traitement local qui est employé contre les diverses affections utérines, parce que nous croyons ce mode peu habituel, et qu'il nous semble fort avantageux.

Dans ce cas encore, les malades sont soumis à la fois à l'action externe des deux espèces d'eau minérale : bain général d'eau thermale chlorurée-sodique, bromo-iodurée ; douche locale d'eau ferrugineuse, tonique et astringente. Ces deux pratiques sont employées en même temps.

La malade est plongée dans un grand bain d'eau thermale ; l'eau ferrugineuse lui est amenée par un tube, terminé par un ajutage recourbé en vue de sa destination. Cette dernière, l'eau ferrugineuse, tiédit légèrement en traversant l'eau du bain dans son tube, et, chose importante, elle arrive sur l'organe malade encore chargée de son gaz, et par suite tenant toujours en dissolution le sel ferreux si prompt à se précipiter aussitôt que l'acide carbonique se dégage. Par suite de cette manœuvre, l'action générale et l'action locale se trouvent donc assurées autant qu'elles puissent l'être, et, s'entr'aidant l'une l'autre, elles concourent puissamment à la guérison.

L'efficacité de ce mode de traitement, auquel on joint l'usage des eaux en boisson, est vraiment remarquable. Les engorgements se résolvent, les granulations s'effacent, les ulcérations se cicatrisent, l'inflamation subaiguë ne tarde pas à céder et à disparaître, les flux blancs diminuent et s'épuisent, les ligaments, les muqueuses, l'utérus lui-même, reviennent à la tonicité normale, et l'on peut voir souvent des troubles graves rentrer graduellement dans l'ordre.

Il est des cas, pourtant, où le traitement de ces sortes d'affections ne doit pas se borner là. C'est principalement dans les déplacements utérins. Alors nous avons recours à la douche écossaise, donnée à l'aide de l'eau thermale à une température élevée et de l'eau froide de Jonas. Ces douches sont dirigées extérieurement sur les lombes, les aines, l'hypogastre, et intérieurement nous les faisons pénétrer jusque dans le vagin et dans le rectum. Enfin, dans quelque cas, l'eau de Jonas est encore donnée en bains de siége, et, par son moyen, nous pouvons aussi avoir recours aux plus actives des manœuvres de l'hydrothérapie rationnelle.

*Douche d'œil.* — La douche d'œil est une pratique toute spéciale à Bourbon ; elle est dans son installation d'une simplicité sans égale. Un entonnoir est tenu fixé à une hauteur convenable. Son tube d'écoulement est fermé à l'aide d'un fragment d'éponge de façon à ce que l'eau minérale, contenue dans le récipient, s'en écoule lentement goutte à goutte. Le malade commodément assis sur un siége à dossier élevé qui lui soutient la tète, présente alternativement chacun de ses yeux à la douche en goutte. Qu'on élève ou qu'on abaisse l'entonnoir, qu'on serre ou qu'on desserre l'éponge dans son tube, et l'on obtient à volonté la force de projection, le nombre et le volume des gouttes que l'on désire.

On ne peut rien imaginer de plus simple et de plus commode que cet appareil qui nous paraît beaucoup mieux répondre au but auquel il est destiné qu'un grand nombre d'instruments à douches oculaires perfectionnés par nos constructeurs modernes. On ne peut guère graduer la puissance de ces derniers, et, pour certains d'entre eux, la force de projection est bien faible. Nous signalons donc à l'attention de nos confrères qui s'occupent de maladies des yeux, l'appareil, peut-être très-primitif, mais certainement très-efficace de la source Jonas, à Bourbon.

La douche d'œil est donnée avec l'eau ferrugineuse de Jonas. Les applications qu'on lui trouve dans le traitement des maladies des yeux sont assez nombreuses. Nous allons brièvement les passer en revue.

Auparavant, quelques mots sur les effets de cette pratique. Lorsque la chûte des gouttes se fait d'une certaine hauteur, l'action obtenue est double : action dynamique et action médicamenteuse. Après la douche d'œil, on voit que la sclérotique offre une teinte rosée, la conjonctive, les points lacrymaux et le bord libre des paupières sont imprégnés d'eau minérale ; pour quelques instants l'œil paraît plus sensible à la lumière.

Dans les effets thérapeutiques déterminés par la douche d'œil, il n'est guère possible de préciser la part qu'il faut faire à l'action dynamique et celle qui revient à l'action médicamenteuse de l'eau. Toutefois, dans un premier groupe assez étendu de maladies des yeux, reconnaissant pour cause une inflammation subaiguë et chronique des membranes propres ou annexes de l'œil, c'est surtout l'action astringente, légèrement tonique et excitante de l'eau ferrugineuse et aussi son effet réfrigérant, ou pour mieux dire hydrothérapique, que nous mettrions en cause en première ligne.

C'est ainsi que l'eau de Jonas appliquée en douche d'œil donne des résultats très-satisfaisants dans le traitement de ces affections si communes et si variées qu'on a réunies sous le nom général d'ophthalmies chroniques et qui ont leur point de départ dans une inflammation subaiguë. Ce sont la conjonctivite, la kératite chronique, l'inflammation du bord libre des paupières, des points lacrymaux, des bulbes ciliaires, etc. Il est inutile d'insister plus longuement sur l'énumération de ces altérations de l'œil ou de ses enveloppes. Il n'est pas un médecin qui ne comprenne du premier coup les applications si variées que peut recevoir dans ce sens, l'eau minérale de Jonas, ni qui ne se rende compte des avantages qu'on peut en retirer, surtout quand on a le soin, comme nous le faisons toujours, de relever et de modifier l'état général sous l'influence duquel l'ophtalmie a pris naissance, le plus souvent, par l'usage de l'eau de la Source thermale.

Enfin, l'établissement thermal de Bourbon est également pourvu d'appareils pulvérisateurs auxquels nous recourons dans certains cas, bien que la pratique de la douche d'œil nous en dispense le plus souvent.

Mais si réels et si nombreux que soient les succès obtenus avec l'eau de Jonas, dans le traitement des affections du groupe qui précède, ce n'est là qu'une application, la plus fréquente, il est vrai, de la douche d'œil. Elle en a une autre qui surprendra davantage.

Il est de tradition, à Bourbon, que la douche d'œil de Jonas guérit l'amaurose. A une époque où cette station se montrait plus soucieuse qu'aujourd'hui de faire connaître au loin les propriétés bienfaisantes de ses eaux, Wenzel et le professeur Sanson, qui avaient été à même d'expérimenter les bons effets de cette médication, la tenaient fort en estime.

Mon prédécesseur, M. Régnault, fut si vivement frappé de l'importance de ce fait qu'il n'hésita pas à admettre la spécificité de l'eau de Jonas contre les amauroses. « Cette action spécifique est-elle donc plus inexplicable, demandait-il, que celle de l'eau thermale contre les hémiplégies que celle du quinquina et des autres agents thérapeutiques que l'on emploie tous les jours?... Cette spécificité de l'eau de Jonas sera donc tout simplement, ajoutait-t-il encore, un fait nouveau à ranger dans la catégorie de ceux qui échappent aux déductions de la physiologie et de l'analyse chimique et qui n'ont d'autre fondement que l'expérience.»

Nous n'allons pas aussi loin que M. Régnault, et, malgré son exemple, notre foi dans les spécifiques en général, n'est malheureusement pas assez robuste pour que nous inclinions aussi facilement à connaître ici une telle spécificité.

La douche d'œil de Jonas agit favorablement dans le traitement de l'*amaurose incomplète*, dans cette forme morbide à laquelle on a donné le nom d'*ambliopie amaurotique*, quel que soit le degré d'affaiblissement de la fonction visuelle. C'est là tout ce que nous voulons dire, mais en y insistant avec une certaine force. M. Régnault, dans son livre, produit le relevé d'une statistique d'après laquelle il établit que sur 334 cas d'amaurose incomplète, 59 ont été guéris, 212 soulagés, 63 traités sans succès. Notre expérience personnelle ne va pas aussi loin, mais pourtant elle suffit à nous permettre d'apprécier tout le parti qu'on peut tirer de la douche d'œil de Jonas dans le traitement de l'ambliopie amaurotique.

Maintenant, comment agit ce mode de traitement? Est-ce par suite de l'action médicamenteuse de l'ensemble ou de quelques-uns seulement des principes minéralisateurs contenus dans l'eau minérale? Serait-ce, au contraire, par suite de l'action dynamique de la douche, et faudrait-il en reporter la cause à l'ébranlement vibratoire qui est successivement imprimé à tout le globe oculaire et jusqu'aux nerfs optiques. Nous croyons que l'action de ces deux ordres de causes doit être invoquée à la fois, sans qu'il nous ait été possible de démêler jusqu'ici laquelle des deux domine l'autre. Toutefois, nous dirons que s'il n'y avait en ceci qu'une action dynamique, les malades qui ont tenté les mêmes épreuves avec d'autres eaux minérales et avec l'eau de mer auraient dû obtenir des résultats à peu près analogues, ce qui n'a malheureusement pas eu lieu.

Il est des cas où l'affaiblissement ou même la perte de la vision sans lésion matérielle extérieure, sont dûs à une hémorrhagie qui a son siége dans la substance du cerveau. Le caillot, par sa présence, détermine la paralysie des nerfs optiques ; sa résorption aura pour effet de faire cesser l'amaurose consécutive. Dans ces cas, dont nous avons le regret de dire que le diagnostic est loin d'être facile, le traitement thermal sera presque toujours très-avantageux.

Mais à côté de l'amaurose confirmée, il est d'autres troubles de la vision, en assez grand nombre, qui consistent en une diminution de cette fonction sans qu'il y ait pourtant de graves altérations nerveuses. De ce nombre sont : l'affaiblissement sénile, l'atténuation de la vue par débilité générale, à la suite de maladies longues et intenses, d'hémorrhagie, d'excès de travaux de cabinet, l'ambliopie plus ou moins marquée qui vient compliquer le diabète accidentel. Dans tous ces états, il y a avantage incontestable à entreprendre un traitement par la douche d'œil de Jonas. Nous voyons souvent le succès venir couronner l'entreprise, et il n'y a nul accident à redouter de cette pratique.

# SOURCE FERRUGINEUSE

DE

# SAINT-PARDOUX

---

« Dans les districts de la susdicte Chastellenie de Bourbon, en la paroisse de Teneulhe, près le chasteau du Bouys, appartenant au baron du Riau, sur le grand chemyn tendant dudict Bourbon à la ville de Creilly, en vne vallée, païs fertille en bledz, soigles et nourriture de bestail parce qu'il est montueux et plain de forest et taillys, y a vn petit temple dédié à Sainct-Pardoux et quelques ruines d'anciennes maisons ; et vne seule qui est la taverne, auquel lieu la terre est assez rouge et boueuse et bonne à faire bricque et autres tels ouvraiges. Sur le mesme chemyn, environ six toises de distance du temple, y a vne fontaine tenant forme longue et quarrée, qui a cinq piedz de roi de long, deux piedz de large, et cinq piedz et demy de profondeur, estant couverte de thuille, la couverture soustenue sur quatre pousteaux de bois ; l'eau de laquelle fontaine venant des sources de terre sort tant impétueusement qu'il semble qu'elle soit incessamment bouillante, combien qu'au toucher elle soit froide. Les habitants du païs l'appellent la fontaine Sainct-Pardoux, ou fontaine vineuse, et ce, à cause qu'elle a vne acidité, en son goust, tirant vn peu sur le goust de vin picquant, au bien pour autant que la terre qui est toute rouge fait paraistre l'eau comme vin clairet, un peu lousche dans la fontaine, encore qu'elle soit de son naturel claire comme eau de roche, ainsy qu'il se peut voir à l'œul la mettant dans vn verre. »

Telle est la description que Nicolas de Nicolaï, historien, voyageur-géographe, et, ce qui est pis peut-être, quelque peu diplomate au service de Henri II et de Charles IX, écrivit, en 1567, à la prière de Catherine de Médicis, dans son histoire des pays et duchés de Berry et de Bourbonnais (1).

---

(1) *Histoire et documents inédits sur les eaux de Saint-Pardoux,* par M. Berger, concessionnaire. — Moulins, imprimerie de C. Desrosiers, 1867.

Dès cette époque l'eau minérale de St-Pardoux était très-employée pour l'usage médical on lui reconnaissait même des vertus merveilleuses. Si l'on était tenté d'en douter, qu'on se rapporte au pédantesque discours de « M᷎ Pierre Perreau, docteur en médecine, demeurant à Moulins, » « *Sur la singulière vertu de la fontaine de Saint-Pardoux.* » Ce discours ainsi que la partie descriptive de Nicolaï se trouvent en partie reproduit dans une brochure publiée par les soins de M. Berger (1). On y trouvera également cité une notice du D᷎ Jean Banc (1605), et le chapitre qui traite de St-Pardoux dans le livre de P. P. Faye, en 1804.

Mais revenons à la source telle qu'elle nous apparaît aujourd'hui.

Le village de Saint-Pardoux est situé à trois lieues Sud-Est de Bourbon dans un pays montueux, boisé et très-pittoresque. Il n'y a eu que peu de chose de changé dans le bassin de la source depuis la description qu'en a

(1) Ce manuscrit, le plus ancien que l'on puisse posséder sur les eaux minérales du Bourbonnais, est à la Bibl. Mazarine. Il contient des figures représentant les puits de Bourbon, Néris, Vichy et la fontaine de Saint-Pardoux.

donnée Nicolay. Seulement les « ponsteaux en bois » et la couverture «en thuille» qui le protégeaint ont fait place à quatre pilastres de pierre, réunis en arceaux, qui soutiennent une couverture plus légère. Tout autour de la source règne une plate-forme circulaire qui est elle-même ceinte par une grille. Bien que fort simple dans toutes ses parties, ce petit monument, par suite sans doute de son heureuse situation, ne manque ni d'élégance ni d'un certain caractère.

L'eau minérale sort des marnes irisées au voisinage du granit. Le sol qui avoisine la fontaine est riche en gypse et en quartz. Dans le voisinage de St-Pardoux se trouvent d'importantes mines de houille et de fer. L'eau minérale, dans son bassin, semble être dans un état continuel de bouillonnement. Ce qui est dû à sa richesse en gaz.

Elle est claire et limpide. Si, vue en masse, elle paraît jaunâtre ou même rougeâtre, fait qui lui a valu jadis son nom de fontaine vineuse, cela tient aux dépôts ferrugineux dont sont revêtues les parois du réservoir. Il peut arriver parfois aussi qu'elle paraisse encore jaunâtre ou opaline au moment où on la tire de la source, mais cette teinte disparaît bientôt après.

Son odeur est nulle, ou du moins, si cette eau agit sur l'organe de l'odorat, ce n'est qu'en y déterminant une sensation de picotement qui est uniquement causée par le dégagement du gaz acide carbonique.

La saveur est piquante, aigrelette, fort agréable et laisse à la bouche un goût légèrement martial. Mélangée au vin, elle contribue à en aiguiser la saveur sans y produire une teinte noirâtre, phénomène, qui est loin d'être ordinaire pour les eaux ferrugineuses.

La température de l'eau prise au bassin est de $12°80$.

Le débit de la source a été estimé à 4,800 litres par jour. P. Faye, M. Régnault, M. Grellois reproduisent ces chiffres. M. l'Ingénieur Boulanger, dans sa *statistique géologique et minéralogique du département de l'Allier*, a évalué ce rendement à 9 m. c. 600 par 24 heures. Quoi qu'il en soit, le débit de la source suffit amplement aux besoins.

La densité de l'eau minérale, après exposition à l'air libre est 1000, 62.

L'eau de Saint-Pardoux, comme eau hygiénique, mérite de marcher de pair avec celles de Saint-Alban, Châteldon, Couzan, Saint-Galmier. Comme les précédentes, et sous les mêmes conditions, l'eau de la source qui nous occupe se conserve fort bien et supporte facilement le transport. On observe parfois au fonds de quelques bouteilles de légères paillettes ou des flocons ferrugineux dûs au dégagement de quelque légère fraction de l'acide carbonique de l'eau.

Cette facilité de conservation fait que l'eau de Saint-Pardoux est livrée, non sans avantage, au commerce de l'exportation comme eau minérale de table et comme eau médicinale. Durant la saison thermale, on l'emploie en grande quantité pour les baigneurs de Bourbon où elle est apportée chaque jour fraîchement puisée, sous la surveillance du baigneur-chef.

L'eau de Saint-Pardoux n'est employée que pour la boisson, depuis la dose d'un verre jusqu'à plusieurs litres par jour. Elle est fort bien tolérée par l'estomac, même à jeûn, surtout si on la coupe avec une petite proportion d'eau thermale et si l'on se livre au mouvement pendant que l'on boit.

On possède plusieurs analyses chimiques de l'eau minérale de la fontaine dé Saint-Pardoux. Les deux dernières sont dues comme pour Bourbon-l'Archambault, à M. Saladin et à M. Ossian Henry.

Voici parallèlement, le tableau de chacune

de ces analyses, pour un litre d'eau minérale :

| | | |
|---|---|---|
| Bicarbonate de chaux | 0.065 | 0.0267. |
| — de magnésie | » | |
| — de soude anhydre | 0.075 | 0.0254. |
| Sulfate de soude | » | 0.0100. |
| — de chaux | » | |
| Chlorure de sodium | 0.085 | 0.0300. |
| — de magnésium | » | |
| Silicate de chaux | 0.028. | 0.0700. |
| — d'alumine | | |
| Oxyde ou crénate de fer | 0.145 | 0.0200. |
| | 0.398. | 0.1841. |
| Acide carbonique libre | 2.543 | 7/6 du vol. |

Comme toutes les eaux minérales riches en acide carbonique, l'eau de Saint-Pardoux produit, sur certaines personnes qui la prennent à dose un peu élevée, une sorte d'ivresse passagère qui se dissipe d'elle-même et qui rappelle, jusqu'à un certain point, les effets du vin de Champagne.

Bue le matin à jeûn, elle est promptement absorbée et produit une légère stimulation de tout l'appareil digestif : l'appétit est excité, la sécrétion de la bile augmentée, le ventre est plus libre. Cette action première ne se borne pas là ; bientôt elle se fait sentir sur l'ensemble de l'organisme : la tête paraît se dégager, la sécrétion urinaire est activée, l'urine, abondante, coule limpide et moins colorée. Ce sont là les effets immédiats de l'eau minérale prise le matin à petite dose. Ses effets consécutifs consistent en une action tonique et stimulante, aboutissant à la reconstitution.

Aussi aux malades qui présentent de l'atonie de l'appareil digestif, des douleurs, des lenteurs, des pesanteurs de digestion, recommandons-nous, non-seulement de boire l'eau minérale de St-Pardoux le matin et à jeûn, mais encore d'en faire usage aux repas mélangée avec le vin. C'est notre conduite habituelle à l'égard de certains dyspeptiques et gastralgiques, et dans les cas d'inflammation chronique de la muqueuse gastro-intestinale, nous faisons souvent avec avantage succéder l'usage de l'eau de St-Pardoux à celui de l'eau de Jonas.

A haute dose, l'eau minérale de la source qui nous occupe possède une action, incisive bien caractérisée. Aussi cette action reçoit-elle une très-heureuse application dans le traitement des engorgements des viscères abdominaux, surtout de ceux qui viennent à la suite de fièvres intermittentes. Une autre des indications, non moins rationnelle de cette eau, est contre les maladies atoniques de l'appareil excréteur de l'urine, catarrhe de la vessie, affections chroniques des voies urinaires. Mais pour cette dernière destination, nous lui préférons souvent l'eau de la fontaine de la Trollière, à la description de laquelle nous consacrons le chapitre qui suit.

La source ferrugineuse de la Trollière n'est
guère distante de celle de Saint-Pardoux que
de 1200 mètres. Elle jaillit des marnes irisées
au milieu d'un pré, à environ un kilomètre du
bourg de Theneuille.

L'eau de la source est reçue dans un réservoir circulaire; celui-ci est protégé par une
grille, et recouvert par un petit monument
soutenu, comme celui de Saint-Pardoux, par
quatre pilastres de pierre. Le trop plein de la
source s'écoule directement sur le sol par un
ruisseau que l'eau s'est creusé. Une belle

avenue conduit du chemin de Theneuille à la source.

Quelques auteurs, et c'est aussi notre opinion, s'accordent à supposer une origine commune aux deux sources de la Trollière et de Saint-Pardoux, si rapprochées, d'ailleurs, dans leurs points d'émergence. L'examen des qualités physiques et le résultat des analyses chimiques de leurs eaux, établies par M. Ossian Henry confirme assez bien cette manière de voir, bien que cet habile chimiste ait montré que l'eau de la fontaine de la Trollière est un peu plus riche en principes minéralisateurs et en acide carbonique que sa congénère. Toutefois, l'eau de la Trollière se distingue de celle de Saint-Pardoux par la présence, peut-être accidentelle, d'une petite proportion d'hydrogène sulfuré.

L'eau minérale de la Trollière est claire et limpide, elle abandonne sur les parois du réservoir un dépôt jaunâtre de crénate de fer. La masse de l'eau paraît dans un état constant de bouillonnement déterminé par l'ascension des bulles d'acide carbonique qui viennent crever à la surface avec un bruissement particulier. On distingue sur les parois du bassin quelques conferves, mais en petit nombre.

La saveur de l'eau est un peu piquante, par

suite de la proportion assez élevée de l'acide carbonique ; à certains jours, elle donne un goût très-manifeste d'hydrogène sulfuré, mais non assez prononcé, toutefois, pour qu'elle soit bue avec répugnance.

Sa température moyenne a été fixée à 7 degrés, mais elle est plus élevée pendant l'été et nous l'avons alors trouvée de 13° c. environ.

Le débit de la source est à peu près le même que celui de Saint-Pardoux, environ 4,800 litres par 24 heures, cette quantité d'eau suffit surabondamment aux besoins de l'exploitation. Peu de buveurs viennent, d'ailleurs, à la source, par suite de son éloignement et aussi, sans doute, parce que l'administration locale n'a pas fait tout ce qui était nécessaire pour les attirer. L'expédition des eaux y est devenue à peu près nulle, et l'on a même presque complètement cessé de les apporter à Bourbon-L'Archambault, pour l'usage des baigneurs, parallèlement avec les eaux de Jonas et de Saint-Pardoux. On y aurait renoncé aussi parce que l'eau de La Trollière contracte, en bouteille une odeur hépatique assez prononcée. Nous ne saurions admettre cette dernière raison, puisque, dans certains cas, c'est précisément cette présence de l'hydrogène sulfuré qui eût dû faire préférer cette eau minérale. Nous allons, du reste, revenir bientôt sur ce point.

Voici maintenant le tableau de la composition de l'eau de La Trollière, telle que celle-ci a été établie par M. Ossian Henry.

|  | Eau : 1 litre. |
|---|---|
| Acide carbonique libre................ | 1 vol. 1/3 |
|  | Gram. |
| Bicarbonate de chaux................ | } 0.0309. |
| — de magnésie.............. |  |
| — de soude................. | 0.0240. |
| Sulfates de soude et de chaux.......... | 0.0180. |
| Chlorures de sodium et de magnésium... | 0.0400. |
| Silicates de chaux et d'alumine......... | 0.0600. |
| Oxyde de fer, *associé à l'ac. crénique*... | 0.0200. |
|  | 0.1960. |

Ainsi qu'on le voit par cette analyse, l'eau minérale de La Trollière appartient à la classe des bi-carbonatées, et elle est principalement minéralisée par l'acide carbonique et la crénate de fer. Comme on le remarquera encore, l'habile chimiste n'a noté en aucune façon la présence d'un principe sulfuré. Comment donc tous les auteurs qui ont écrit sur les propriétés chimiques de cette eau, ont-ils signalé, malgré cela, la présence du gaz acide sulfhydrique ?

C'est que, ainsi que presque tous l'ont fait

remarquer, ce gaz ne préexiste pas dans l'eau minérale. Il y prend sans doute naissance secondairement par suite de réactions chimiques opérées entre les sulfates et certaines matières organiques. C'était là l'avis de MM. Régnault, Caillat, qui qualifiaient cette source de *sulfureuse accidentelle;* c'est peut-être aussi celui de M. Grellois qui, lui, n'y aurait pas trouvé d'hydrogène sulfuré, et qui, pour cette raison, voudrait qu'on la dit sulfureuse accidentellement accidentelle, « puisque, écrit-il, selon l'époque à laquelle on la visite, elle peut être ou n'être pas sulfureuse. »

Ce sont là, qu'on nous permette de le dire, de bien subtiles distinctions, surtout lorsqu'il s'agit d'un fait aussi naturel et aussi facile à expliquer. Peut-être M. Grellois s'est-il principalement formé une opinion d'après l'examen du tableau de l'analyse chimique. Nous n'entendons nullement dire par là qu'il y ait parti pris de sa part, puisque, ainsi qu'on en pourra juger par la note que l'on va lire, ce médecin distingué publie, dans son mémoire, les arguments pour et contre; mais M. Grellois nous paraît être à peu près seul de son opinion.

La note, à laquelle nous faisons allusion est très-explicite. Elle a été adressée à M. Grellois par M. Bolu, chef du service médical à l'établissement thermal militaire de Bourbon, et nous la trouvons reproduite dans le travail du premier de ces médecins.

« Permettez-moi, écrit M. le docteur Bolu, d'appeler votre attention toute spéciale sur ces deux sources (Saint-Pardoux et La Trollière), que vous représentez comme presque identiques, et qui ne me paraissent, cependant, avoir la moindre ressemblance : aspect, saveur, volume des gaz qui se dégagent, tout me parait différer dans ces eaux que j'ai visitées avec un docteur en médecine et un habitant de Bourbon, dans le courant de juillet 1860. Les pourtours du bassin sont noirâtres à la Trollière, ocracés à Saint-Pardoux ; dans les eaux limpides du premier montent incessament des grosses bulles : *ces eaux donnent une odeur sulfureuse prononcée et une saveur marquée d'œufs pourris.* Le contraire a lieu à Saint-Pardoux.... Vous affirmez avoir bien vu ce que vous avez vu ; mais je vous assure, de mon côté, que je n'ai été nullement influencé par les assertions de M.M. Régnault, Caillat et autres.... »

Pour nous, l'eau ferrugineuse de La Trollière est, comme tant d'autres eaux minérales de la même classe, une sulfureuse accidentelle, et nous n'entendons pas dire par là que cette

dernière qualité ajoute énormément à ses propriétés thérapeutiques.

Les indications médicales de l'eau de La
Trollière sont à peu près celles de l'eau de
Saint-Pardoux. Comme cette dernière, elle
est apéritive, digestive et tonique ; nous la
donnons dans les mêmes cas, et la proportion
plus grande du gaz acide carbonique qu'elle
contient, nous la ferait même préférer dans de
certaines circonstances, si l'accès et le service
de la source étaient plus régulièrement assurés.

La petite proportion de principes sulfurés
contenus dans l'eau de La Trollière en a fait,
dès longtemps, conseiller l'usage dans les inflamations chroniques plus ou moins catarrha-
les des muqueuses : catarrhe chronique des
bronches, asthme humide, pharyngo-laryn-
gite. Le catarrhe de la vessie et le catarrhe in-
testinal rentrent dans ce même ordre d'indications. C'est là une conduite que nous avons
trouvée tout établie à notre arrivée à Bourbon, et nous devons dire que nous n'avons
rencontré que des avantages à la continuer.
Enfin, dans l'irritation latente des voies urinaires entretenue par la présence des graviers
dans les reins, avec disposition à l'éréthisme,
l'eau de La Trollière nous a donnée des résultats fort satisfaisants.

# ACTION PHYSIOLOGIQUE

DE

## L'EAU THERMALE

Ainsi que nous l'avons reconnu, en faisant l'étude de sa composition chimique, l'eau minérale de Bourbon l'Archambault est chlorurée sodique, bromo-iodurée, ferrugineuse et thermale. Pour nous faire une idée exacte des divers effets physiologiques qu'on est en droit d'attendre d'elle, il nous reste à l'examiner dans l'action déterminée par la totalité des principes qui la minéralisent, et, auparavant, en procédant par analyse, dans l'action propre que l'on peut reconnaître à chacun de ces principes minéralisateurs, pris à part. En outre, nous devrons l'envisager dans sa température, dans son usage interne ou externe, et enfin dans les différents modes d'application suivant lesquels l'eau thermale peut être employée.

Il n'est guère utile, croyons-nous, que nous insistions longuement ici sur l'action propre que la thérapeutique reconnaît à chacun des éléments minéralisateurs qui figurent dans la composition de l'eau thermale de Bourbon. Ces corps sont des premiers de la matière médicale ; ils sont au nombre des plus actifs et des plus employés par le médecin. Leur action est connue, nettement déterminée, la confiance qu'ils inspirent extrême, et leur réputation justement établie depuis longtemps.

C'est, d'abord, le *chlorure de sodium* dont chacun connaît le rôle essentiel dans l'alimentation et qui fait partie constituante du sang et des principales humeurs. On sait que son action sur notre organisme est si prononcée, que toutes les eaux minérales qui le contiennent agissent comme stimulant énergique et puissant agent de reconstitution.

Suivant la manière dont elles sont administrées, les eaux de Bourbon peuvent donc être déjà ou simplement toniques ou altérantes, c'est-à dire qu'elles peuvent favoriser la reconstitution des molécules organiques ou en provoquer l'élimination. Ce premier point a plus particulièrement trait à l'usage de l'eau minérale employée en boisson. A l'extérieur, l'eau thermale, toujours par son chlorure de sodium, agit comme excitant, comme stimulant d'autant plus énergique que l'action du sel marin est encore augmentée par celle du calorique et des divers modes d'administration : bains, douches, etc.

L'*iode* et le *brôme*, l'iode surtout, ne figurent pas moins honorablement en tête des médicaments classiques. L'iode représente à lui seul le remède par excellence de la maladie strumeuse ; il est en propre celui de la cachexie syphilitique et de toutes les affections par misère physiologique. Le brôme, son voisin dans la classification chimique, paraît avoir les mêmes propriétés et, en outre, une action sédative spéciale sur le système nerveux, action sédative qui vient très-avantageusement modérer l'effet stimulant qui est particulier à l'iode.

Le dernier de ces corps est le fondant le plus précieux que nous connaissions. Donné à dose altérante, il exerce une influence stimulante qui se fait sentir plus particulièrement sur les muqueuses pulmonaire, gastro-intestinale et de l'appareil genito-urinaire. Il y a sur les engorgements et les inflammations chroniques des glandes et des ganglions lymphatiques, une action que l'on peut appeler en quelque sorte spécifique. Dans les tumeurs blanches, les accidents des articulations et des os de nature scrofuleuse ou syphilitiques, dans les rhumatismes chroniques, les dartres rebelles, certains écoulements chroniques ; ils donnent des résultats que l'on demanderait en vain à un autre agent.

Nous avons encore moins à nous arrêter aux propriétés qui appartiennent au *fer*. Personne n'ignore le rôle spécial que ce métal exerce sur la formation des globules rouges du sang dont il fait partie. Il possède sur la muqueuse digestive et le travail de l'assimilation une influence particulière qui le fait justement considérer comme le tonique et le reconstituant le plus efficace. Nous ferons seulement remarquer que le fer figure dans l'eau à l'état de crénate, c'est-à-dire sous la combinaison chimique que l'on estime être la plus facilement absorbable de toutes. Enfin, dans les cas où ce médicament doit être donné à dose un peu élevée, les sources gazeuses de Jonas, de Saint-Pardoux et de la Tollière, permettent d'en faire absorber d'assez fortes proportions sans que le malade en ait même conscience.

Le *gaz acide carbonique*, tonique, stimulant de l'appareil digestif, vient en outre, par sa présence, en quantité modérée dans l'eau thermale, assurer la parfaite digestibilité et la complète absorption de celui-ci.

L'eau thermale de Bourbon *tonique, reconstituante, diaphorétique, diurétique, altérante*, peut donc, par sa composition chimique seule, produire *l'assimilation, l'entraînement* et la *reconstitution*. Par son action chimique, aidée de la température élevée que présente l'eau thermale, et par les divers effets dynamiques qu'on peut lui faire imprimer, on arrive à obtenir encore de ce même agent une action générale *dynamique, stimulante, contro-stimulante* ou *révulsive*.

Si peu importantes que soient, en poids, les diverses substances dont nous venons de parler, dans l'eau minérale prise en boisson, leur action n'en est pas moins énergique et manifeste, parce que ces corps, dans l'état où ils arrivent dans l'organisme, sont toujours assimilables et absorbés, ce qui est loin d'avoir lieu, dans tous les cas, avec les agents habituels de la pharmacie.

L'eau thermale elle-même agit encore, en

tant qu'eau, par sa masse et sa chaleur propre.
Mêlée au sang, dans lequel elle parvient bientôt
par suite de l'absorption, elle circule avec lui et
prend une large part dans les phénomènes de
désassimilation et d'excrétion. Par son calorique, elle imprime aux organes une modification spéciale qui, en faisant naître la transpiration, la diurèse, assure l'élimination et
la rénovation. C'est encore par son calorique,
mais alors agissant extérieurement, que l'eau
produit une partie de ses effets dynamiques,
stimulants, contro-stimulants ou révulsifs.
Mais nous verrons ces divers points, plus en
détail, à propos des divers modes d'administration des eaux.

EFFETS PHYSIOLOGIQUES DE L'EAU EN BOISSON

Il est rare que l'eau thermale soit employée
seule comme boisson ; elle accompagne le plus
habituellement le traitement par les bains et
les douches, et elle est donnée avant, pendant
et après que l'on prend ceux-ci.

L'eau thermale est bue chaude, en général,

à une température un peu inférieure à celle qu'elle présente à la source, très-exceptionnellement, pour ne pas dire jamais froide. L'impression de douce chaleur qu'elle détermine, dès son accès, dans l'estomac est fort agréable. Son goût légèrement salin et l'acide carbonique la font prendre sans répugnance. Après deux ou trois verres on sent une stimulation particulière de l'appareil digestif, l'appétit est excité, la sécrétion urinaire activée, les fonctions de la peau augmentent, et l'on voit bientôt s'établir une transpiration que le bain favorise, et que, par l'effet de la douche, l'on pourra, pour ainsi dire, développer à volonté.

L'eau thermale ne purge pas, à moins qu'elle n'ait été mal prise, et surtout en trop grande quantité; elle resserre plutôt, mais on régularise facilement les fonctions alvines par l'usage de l'eau de Jonas, qui est légèrement laxative.

D'une façon générale, il est impossible d'établir les doses suivant lesquelles l'eau thermale doit être donnée. Cette détermination varie avec l'âge, le sexe, le tempérament, la constitution, l'idiosyncrasie, et surtout suivant l'effet physiologique que l'on veut obtenir. La dose est donc entre deux et huit verres dans la journée. Les anciens médecins de Bourbon allaient beaucoup plus loin sous ce rapport. Les malades à qui une direction médicale fait défaut ont en ceci, on le sait, des opinions et des tolérances très-peu rationnelles qui ne peuvent pas nous arrêter ici.

Pour nous, nous nous en tenons aux doses que nous venons d'indiquer, et voici notre règle de conduite. Cherchons-nous l'assimilation et la reconstitution, dose de deux à quatre verres. Visons-nous à opérer par élimination, si les voies digestives sont intactes, nous arriverons à six et huit verres, et nous dépasserons même cette dose si le malade présente une force réactionnelle énergique. Avec ces doses élevées d'eau minérale, on voit bientot l'urine devenir abondante et limpide, les fonctions de la peau se faire avec une activité énorme, l'appétit présenter des proportions insolites. Le courant de la sueur est si considérable, le mouvement de l'élimination si intense qu'il devient souvent nécessaire de faire donner au malade quelques légères réfections pendant qu'il est encore sous l'influence directe de l'action de l'eau minérale.

*Bains.* — Les bains, pris soit en piscine soit en baignoire, forment une des parties essentielles du traitement thermal de Bourbon, aussi allons-nous les étudier avec quelques détails.

Comment agissent nos bains d'eau thermale?

Faut-il invoquer l'absorption par la peau des principes de l'eau minérale ?—Convient-il, au contraire, de rechercher leur principale cause d'action dans les propriétés topiques de l'eau, dans sa température, peut être, comme le veut M. Scoutetten, dans un état électrique, mais surtout dans les effets hydrothérapiques, déterminés par l'eau minérale, sur l'innervation, la circulation et secondairement sur la nutrition et les grandes fonctions?

Ces questions sont loin d'être faciles à résoudre. Elles correspondent aux points, maintenant encore, les plus indécis de l'hydrologie médicale. Si nous ne pouvons les élucider, on nous saura peut-être quelque gré de dire, du moins, comment nous les comprenons.

Voyons d'abord la cause la plus souvent mise en avant, jusqu'à cette époque, par le plus grand nombre des auteurs : l'absorption cutanée. Bien que cette question complexe de physiologie soit encore comprise tout entière dans le domaine de l'expérimentation, qu'aucune conclusion décisive n'ait été formulée, et que, par suite, il ne puisse que nous répugner d'avoir à nous prononcer sur une question scientifique au sujet de laquelle nous ne pouvons apporter le résultat d'expériences et d'observations personnelles, nous avouons pourtant n'accorder que peu d'importance aux effets de l'absorption cutanée dans l'explication de l'action du traitement thermal. (1.)

D'abord, en nous en tenant à la réserve la plus grande, il n'est pas sûr que la peau de l'homme absorbe dans le bain. En second lieu, cette absorption eût-elle réellement lieu, qu'il resterait encore à peu près établi qu'elle ne peut être que fort minime, et, pour employer le mot souvent usité : infinitésimale. Or, s'il en est ainsi, de quelle grande valeur est-il donc d'invoquer l'absorption de l'eau minérale et de ses principes, par la peau? De quelle valeur, surtout quand nous possédons, dans la voie gastrique, un moyen d'absorption sûr, fidèle, qui se prête merveilleusement au dosage, et qui nous suffit amplement à faire absorber au malade la quantité d'eau minérale que nous jugeons nécessaire?

1.) Le rapport lu, tout dernièrement, au nom de la commission spéciale de la Société d'hydrologie médicale de Paris, par M. Grandeau, confirme pleinement cette manière de voir.

En résumé, la question de la réalité de l'absorption cutanée reste, dans notre esprit, à l'état de doute. Ce doute, nous l'écartons dans la crainte que, si nous le lévions, nous ne venions à nous payer d'un leurre. Aussi croyons-nous plus profitable et plus rationnel de rechercher de préférence la cause des effets du bain thermal dans l'action hydrothérapique imprimée par l'eau minérale.

Les bains d'eau thermale, par leurs effets topiques et de contact, par leur température, par la pression qu'ils déterminent sur toutes les parties submergées, peut-être par quelques effets électriques impriment à tout le système nerveux de la peau, d'abord, consécutivement à toute la circulation périphérique, et, par suite, au système nerveux central et à la circulation des organes internes des modifications si profondes et si prononcées que ce sont là les phénomènes qui frappent tout d'abord l'observateur.

D'un autre côté, lorsqu'on vient à examiner les effets obtenus à l'aide de bains donnés à des températures diverses, les uns plus chauds, les autres plus froids, on ne peut s'empêcher de reconnaître que les principales différences qui peuvent exister entre les effets physiologiques déterminés par les différents bains ont encore leur siége dans le système circulatoire et dans le système nerveux.

Pour terminer ce qui a trait aux effets immédiats du bain, il faut aussi noter les modifications importantes imprimées aux fonctions d'excrétion : glandes sudoripares, reins, glandes en général, et même l'exhalation pulmonaire.

Les effets secondaires du bain se font sentir sur la nutrition ou mieux sur la désassimilation et l'acte éliminatoire. En d'autres termes, nous croyons donc que, par suite des modifications imprimées à l'innervation, à la circulation par le bain, les actes d'élimination sont provoqués, et que cette élimination est l'origine obligée d'actes de rénovation et de reconstitution.

M. Grellois qui tient pour l'absorption cutanée, dans les limites et suivant les causes que M. Duriau avait cru pouvoir assigner à cette fonction d'une existence si douteuse, expose, à propos du traitement thermal de Bourbon, une théorie du bain que nous regrettons ne pouvoir admettre, tant elle est ingénieuse. M. Duriau avait cru pouvoir établir que, au-dessous de 28 à 32°, la peau de l'homme absorbait l'eau du bain et les sels qui y sont dissous, tandis que cette absorption cessait de se faire au-dessus de cette limite.

C'est là-dessus que M. Grellois a fondé toute son ingénieuse théorie. Il plonge d'abord son malade dans un bain d'une température qui dépasse 32° et l'y maintient pendant 5 à 15 minutes. Alors s'établit un mouvement *d'exosmose*, une énergique élimination par la peau et par les urines, fait dont nous reconnaissons d'ailleurs la parfaite justesse avec lui. Mais bientôt M. Grellois abaisse la température du bain par un courant d'eau froide et la ramène à 28°. Suivant l'auteur, à partir de ce moment, le mouvement *d'exosmose* se changerait en un mouvement *d'endosmose*. La peau qui éliminait un instant avant, absorberait maintenant, et ce serait, d'après lui, la reconstitution après l'élimination. Sur ce dernier point, nous ne pouvons plus être d'accord avec M. Grellois qui, nous devons le dire, a lui-même jugé nécessaire d'appeler la sanction de l'expérience sur son procédé.

Nous ne croyons pas, et nous ne pouvons croire que les choses se passent ainsi. Avec notre distingué confrère, nous admettons bien que le bain thermal agit en provoquant l'élimination, et surtout en imprimant à la circulation et à l'innervation des modifications profondes, d'un grand effet sur la nutrition ; mais, avec lui, nous ne pouvons plus admettre la pénétration de l'eau thermale par endosmose aboutissant à la reconstitution. L'eau minérale peut bien contribuer à préparer celle-ci, mais elle y contribue plutôt par l'énergique élimination qu'elle cause, que par les principes nouveaux que le bain apporte.

Le bain thermal, suivant nous, doit donner des effets physiologiques généraux, d'ordre circulatoire, nerveux et excrétoire, agir surtout sur l'élimination et consécutivement sur la nutrition. La vraie voie d'absorption reste être l'appareil digestif. Et ceci nous semble si vrai que, le bain frais, tenu par tout le monde comme tonique, n'est tonique que parce qu'il ne détermine que peu ou point d'élimination et bien peu, et sans doute nullement, parce qu'il fait pénétrer à travers la peau des principes nouveaux. Tandis que le bain chaud, ou très-chaud, qui amène une crise éliminatoire, produit la fatigue, la faiblesse, et, finalement, agit comme altérant. C'est donc bien plutôt dans l'influence de la température de l'eau du bain thermal, que dans celle de la pénétration de quelques-uns des principes minéralisateurs des eaux qu'il nous semble qu'il faut rechercher la cause d'action du bain.

Nous allons brièvement indiquer à présent, les principaux effets que nous obtenons avec les bains de Bourbon, dans leurs relations avec les conditions de durée et de température suivant lesquelles on les donne.

Ici, comme partout, nous distinguons d'après la température à laquelle ils sont administrés, trois sortes de bains :

Bains chauds, de 34 à 40° centigrades ;
Bains tempérés, de 28 à 32° ;
Bains frais, de 24 à 27°.

1° *Bains chauds.* — Bien que de pratique courante, ces bains ne sont pourtant pas habituels. Ils exigent de l'attention et même de la prudence dans leur administration. Leur effet apparent est une vaste révulsion pratiquée sur toute la surface cutanée ; leur effet réel est beaucoup plus profond. C'est par leur application, que l'on juge bien de la justesse de l'opinion que nous soutenions il n'y a qu'un instant. Sous leur influence, on constate une accélération considérable et une augmentation de force dans l'impulsion du cœur ; il y a apport du sang à la périphérie ; les capillaires de la peau se congestionnent fortement, et l'on constate une suractivité extrême de sa fonction sécrétoire. Le système nerveux central et la respiration ne sont pas à l'abri de son action. Comme l'a heureusement indiqué M. Regnault, par une expression fort juste, on éprouve « un sentiment pénible de raréfaction générale. » Si pendant ce bain, on donne l'eau thermale en boisson, on voit la sueur couler avec grande abondance. L'action d'un tel bain, toujours intense, est la dépression et même la fatigue. Aussi sa durée est-elle tenue dans des limites assez restreintes, une demi-heure au plus. En en sortant, les malades se livrent volontiers au sommeil.

Une des précautions à prendre, dans l'administration de ce bain, est de ne l'amener que graduellement à sa température *maximum*. Nous ne l'employons guère que dans le traitement des rhumatismes musculaires, et dans celui des paralysies et des névralgies de même nature, portées par des sujets lymphatiques.

*Les Bains tempérés* sont ceux que nous employons le plus souvent. La réaction qu'ils déterminent est loin d'être aussi vive ; de même ils n'impressionnent pas aussi profondément les fonctions. Les malades entrent avec plaisir dans ce bain tempéré et y séjournent volontiers. La durée peut donc en être beaucoup plus longue et être portée à une heure, comme le faisaient généralement les anciens médecins de Bourbon. Ici encore, la peau rougit et se congestionne plus ou moins. Sa fonction excrétoire est excitée, mais faiblement. L'action mordicante de l'eau thermale est, d'ailleurs, atténuée par la présence de la matière organique que le baigneur met plus intimement en contact avec sa peau par de douces frictions.

Le résultat général de ce bain est un vif sentiment de bien-être. Dans bien des cas, l'effet en resterait insuffisant, s'il n'était suivi de la douche, dont l'action se trouve merveilleusement préparée, et qui devient de la sorte pour le malade la véritable partie efficiente de la médication balnéaire.

*Le bain frais* n'est également plus de pratique aussi commune que le précédent ; il ne répond qu'à un certain nombre d'indications déterminées. On le donne de préférence en piscine, afin que le malade puisse se livrer au mouvement, ce qui est une excellente condition. On l'administre de deux manières, suivant qu'il faut compter ou non avec la pusillanimité du malade.

Le moyen le plus efficace, suivant nous, consiste à plonger brusquement le malade dans le bain à 25°, en l'engageant à se livrer aussitôt au mouvement. Dès l'immersion, on voit la peau se contracter et pâlir, le sang est refoulé à l'intérieur, le baigneur éprouve un peu d'oppression, et une sensation de resserrement à l'épigastre. Au bout de six à dix minutes, la réaction s'établit, la peau rougit, le malade éprouve sur toute la surface du corps une sensation fort agréable de chaleur. Enfin, survient un premier frisson qui indique au baigneur qu'il faut sortir du bain. L'action de la douche, si elle doit suivre, rendra bien vite la réaction aussi complète que possible. Dans le cas contraire, on peut aider à la production de celle-ci en faisant arriver de l'eau plus chaude dans la piscine, avant la sortie du malade.

Le bain frais, pris de la façon que nous venons d'indiquer, convient surtout pour les malades présentant une force réactionnelle suffisante, qui n'ont pas été trop affaiblis par la maladie et qui possèdent une certaine résolution. Ses effets sont essentiellement toniques et nous le croyons plus actif que le bain frais, pris de la seconde manière.

Dans celle-ci, qu'il nous paraît sage de ne réserver que pour les sujets faibles et très-impressionnables, le malade est d'abord plongé dans un bain tempéré, que l'on amène graduellement, par addition d'eau froide, à la température du bain frais. Les sensations qu'éprouve le baigneur, en s'y plongeant, sont donc mitigées ; mais nous croyons que les effets physiologiques et surtout thérapeutiques qui en résultent, sont également atténués. La réaction qui succède au bain frais ainsi donné est plus longue à se produire et moins franche. La durée de ce bain, graduellement refroidi, est de 15 à 20 minutes. Suivant les indications, la réaction est également aidée par l'administration de la douche, ou par le réchauffement de l'eau du bain.

Par suite de la composition de l'eau minérale et de sa température, ces bains toniques ne sont pas sans analogie avec les bains de mer. C'est un procédé plus doux, plus facile à graduer et moins violent, qui convient fort bien aux enfants faibles et aux femmes irritables, que l'on ne pourrait pas confier sans crainte aux vagues de l'Océan.

Avec les grands bains, nous employons encore fréquemment à Bourbon les *demi-bains* et les *bains partiels*.

Les *demi-bains* consistent en une immersion de la moitié inférieure du corps seulement. Ils participent des propriétés générales des bains entiers, et, en graduant convenablement la température, on peut obtenir, par leur moyen, des effets sédatifs ou révulsifs. Ils présentent sur ces derniers, l'avantage de pouvoir être appliqués dans beaucoup de cas où les bains entiers ne pourraient être donnés sans danger. De même, le demi-bain révulsif répond à des indications que l'on demanderait en vain au bain chaud de tout le corps.

Nous prescrivons donc le demi-bain sédatif, d'une température de 28 à 32°, aux sujets nerveux et irritables qui s'accomoderaient mal du grand bain, aux malades chez lesquels nous croyons avoir à redouter une congestion viscérale ou qui présentent quelque complication du côté des voies respiratoires.

Le demi-bain révulsif, de 32 à 38°, facilement supportable pour tous sans inconvénient, nous rend de réels services chez les sujets pléthoriques présentant une prédisposition à la congestion cérébrale, chez les hemiplégiques et dans le traitement de certains engorgements goutteux. L'effet révulsif est encore aidé par la précaution que nous avons de faire pratiquer des affusions froides sur la tête du malade.

Les *bains partiels* ne sont que des moyens adjuvants du traitement, assez peu employés et seulement dans les cas où les indications nous amènent à rechercher une révulsion partielle.

*Douches.* — Faut-il, à propos de la douche, renouveler la question d'absorption cutanée que nous nous sommes posée au sujet des bains ? La chose nous paraît au moins superflue. Nous dirons toutefois que, par suite de la violence de la percussion, nous serions bien plus disposé à admettre la pénétration des principes de l'eau dans ce cas.

Mais c'est bien plutôt dans la percussion qu'elle détermine, dans la température de l'eau employée, dans sa durée et dans sa pression, que dans la composition de l'eau minérale que nous devons rechercher les effets de la douche. A volonté, nous l'obtenons percutante, résolutive, révulsive, de lotion ou de réaction. Ces effets, déjà si variés, nous pouvons encore les augmenter et les multiplier à notre gré, en prescrivant la douche générale ou partielle. Nous devons faire observer pourtant que même dans la douche générale, la tête est ordinairement respectée. Le plus habituellement, nous faisons même pratiquer des lotions froides sur cette région, pendant tout le temps de l'opération.

Pour conserver seulement ici les désignations dont nous nous sommes servi pour les bains, nous pourrions dire que la *douche percutante* représente assez bien la *douche tempérée*. On l'obtient à l'aide d'une hauteur de chûte assez forte, une température moyenne et soutenue de 32 à 38°; la durée est de 10 à 20 minutes. Le principal effet obtenu est une irritation légère de la peau et un massage assez intense. La réaction qu'elle détermine est modérée, et la transpiration qui lui succède médiocrement abondante. Il faut avoir le soin de faire porter principalement l'effet de la douche sur les parties charnues, les membres, les épaules, les lombes, les fesses, et d'atténuer considérablement le jet lorsqu'on les dirige sur les parois pectorale, abdominale, ou sur le rachis.

La douche *légèrement révulsive* sera la douche *chaude*. Sa température est de 36 à 42°, avec une pression bien moindre que la précédente. La réaction à en obtenir est déjà plus prononcée. Cette douche stimule puissamment la contractilité de la peau et de la fibre musculaire, elle peut produire une révulsion légère. Elle cause aux parties un ébranlement mécanique, en même temps qu'elle agit par sa température, ébranlement fort favorable, lorsqu'on le fait pòrter sur un organe affaibli. La durée de cette douche est de 15 à 20 minutes.

Mais la douche *vraiment révulsive* est la douche *très-chaude*, car, par ce mode, l'eau thermale peut être administrée à une température bien plus élevée qu'en bains. On peut donc élever la chaleur de l'eau minérale jusqu'à 42, 45 et même 50°. Sa durée est de 10 à 15 minutes, sous une pression soutenue assez forte ; le plus souvent, elle est donnée sous la forme partielle. Son effet principal est un appel du sang et des forces vitales, sur un ou plusieurs points déterminés.

Sous son influence, la peau devient turgescente, la chaleur est considérable, l'ébranlement des tissus profond, les modifications imprimées à la circulation et à la respiration fort notables. Le pouls s'accélère, la poitrine devient haletante, la face vultueuse ; une syncope pourrait se produire, si le malade n'était bientôt porté à l'air libre. Cette douche très-chaude provoque au plus haut point la transpiration et elle est suivie d'une extrême fatigue : elle amènerait bien vite le sommeil, si on n'obligeait le malade, en l'entourant des soins qu'exige son abondante sudation, à lutter contre lui. Enfin, elle exige impérieusement une alimentation très-réparatrice.

Ce qui contribue peut-être à rendre cette douche difficile à supporter pour certains malades, c'est l'abondance extrême des vapeurs qui se dégagent pendant qu'on la reçoit, et qui font du cabinet de bain une véritable salle d'inhalation. Si ces inhalations sont utiles et bien supportées dans certains cas, elles sont fort gênantes dans d'autres, et nous faisons prendre alors toutes les précautions possibles pour que le baigneur en soit mis à l'abri.

On peut donner la douche avant ou après le bain. Nous avons coutume de la faire administrer avant, parceque pris de la sorte, la fatigue qu'elle détermine est moins grande. Les cas qui nous amènent à prescrire les douches sans le bain sont fort exceptionnels. Aussi, par suite de leur médiocre utilité, ne nous sommes-nous guère occupé de faire renouveler les lits spéciaux pour douches, qui étaient établis à demeure autrefois dans les cabinets de Bourbon.

La *douche écossaise* est un moyen thérapeutique d'effets plus complexes encore que ceux que nous venons de passer en revue.

Elle consiste, on le sait, dans le jeu alternatif de deux jets, l'un chaud, et l'autre tempéré ou froid, tous deux de température déterminée. L'effet de cette douche est puissamment perturbateur. Son action est énergique, car son jeu, par la durée, la force des jets, l'opposition des températures, se prête à des combinaisons fort variées. Ajoutez à cela que la douche est fouettante, que l'on peut à volonté laisser le malade sous l'impression de l'eau froide ou de l'eau chaude, et vous comprendrez ce qu'on est en droit d'attendre d'un semblable moyen.

Notre prédécesseur, M. Regnault, usait déjà beaucoup de la douche écossaise. Mais les très-heureux résultats obtenus par ce procédé nous ont amené à faire améliorer considérablement cette partie du service.

L'effet principal de la douche écossaise est de produire des réactions aussi profondes que brusques ; elle a une action que l'on demanderait en vain à un autre moyen sur le système vasculaire ; elle excite au plus haut degré la contraction musculaire. Elle est l'agent le plus convenable pour ranimer la sensibilité et la motilité des parties paralysées. Elle vient à bout d'affections douloureuses, comme la sciatique, que rien n'avait pu faire céder jusque là. Puissante contre certaines affections rhumatismales de la peau et des muscles, elle redonne une nouvelle vitalité aux parties qui sont soumises à son action. Elle résout facilement l'œdème passif des membres paralysés et les engorgements rebelles qui accompagnent les inflamations chroniques des articulations.

La douche écossaise est donc un moyen extrêmement puissant, et qui, par cela même, demande à être employé avec un grand discernement.

*Douches locales et partielles*. — Tout le système des douches locales et partielles est organisé avec non moins de soin, à Bourbon. Suivant les indications, on peut y administrer des douches buccales, nasales, faciales, des yeux, des oreilles, etc. Mais parmi ces installations secondaires, sur chacune desquelles nous ne pouvons nous arrêter ici, il en est une assez importante que nous allons décrire, c'est la douche ascendante.

La *douche ascendante* peut répondre à trois indications variées, suivant lesquelles elle devient *rectale*, *vaginale*, ou *perinéale*.

Dans la description de l'établissement, nous avons déja dit comment sont installés les cabinets de douche ascendante. Nous rappelons, condition indispensable, que le malade a sous la main un robinet qui lui permet de régulariser à sa volonté le volume et la pression du jet.

La *douche rectale* est toujours donnée sous une pression moyenne. Son principal effet est de ranimer la vitalité et la contractilité de l'intestin. C'est à peu près le seul remède effectif à opposer à ces constipations opiniâtres par inertie, par paresse ou même par paralysie du rectum. La douche rectale combat ces sortes de constipation jusque dans leur cause, ce que ne peuvent faire les lavements ni les purgatifs répétés, qui restent bien vite sans effet. Elle est véritablement active et elle s'oppose au retour de la maladie, en ce qu'elle modifie l'état de la muqueuse intestinale, stimule la contractilité de ses fibres musculaires, et enfin provoque la sécrétion des liquides de l'instestin.

La douche rectale agit à la fois et comme tonique, et comme modificateur local. On pourrait lui reconnaître encore une action dérivative ou de seconde main. En effet, la constipation vaincue, nous voyons d'ordinaire céder des accidents plus éloignés, tels que dyspepsie, inappétence, névralgie, migraine, pesanteur de tête, etc, qui avaient pris naissance sous l'influence de cet état. Les hémiplégiques, particulièrement, trouvent des soulagements inespérés par cette médication.

La *douche ascendante vaginale* exige une pression un peu moins forte. Ses effets sont les mêmes que ceux de la douche précédente; elle agit comme tonique, et modificateur local. Nous l'employons avec grand succès pour obtenir la résolution d'engorgement du col de l'utérus, modifier l'état de la muqueuse, tarir des leucorrhées, et, avec une faible température pour rendre de la tonicité aux ligaments relâchés. Dans ce dernier cas, elle devient tout particulièrement tonique, d'abord par la composition de l'eau minérale, en second lieu par les effets du refroidissement.

Nous n'avons pas à insister plus longuement ici sur l'action spéciale de cette douche dont nous nous sommes déjà occupé avec détail, dans une autre partie de cet ouvrage.

La *douche périnéale* est encore la douche ascendante à laquelle on a donné une autre direction de façon, à la faire frapper sur le perinée. En général, cette forme de douche nécessite une pression un peu élevée. Ses usages sans être extrêmement communs, sont encore assez fréquents, soit que l'on veuille combattre un état d'atonie ou d'engorgement de quelques organes du petit bassin, s'efforcer de réprimer des pertes séminales involontaires, remédier à l'impuissance chez l'homme.

## EFFETS PHYSIOLOGIQUES GÉNÉRAUX

Dans le chapitre qui précède, nous avons passé en revue les effets physiologiques déterminés par l'eau donnée en boisson et au moyen de chacun des modes d'administration qui composent la médication balnéaire. Pour compléter cette étude, il nous reste à examiner l'ensemble des phénomènes physiologiques produits par la médication thermale dans son entier.

Pour mettre quelque ordre dans cette exposition, nous allons rechercher les effets déterminés sur chacune des principales fonctions.

*Appareil digestif*. — Ce sont d'abord les phénomènes de l'appareil digestif qui doivent nous occuper. Le premier de tous est une augmentation notable de l'appétit, augmentation qui, dans certains cas, peut même devenir momentanément considérable. La cause de ce réveil remarquable de l'appétit doit être placée à la fois dans la stimulation énergique que l'eau minérale a imprimée à la muqueuse gastrique, et surtout dans les importantes spoliations déterminées par le traitement thermal.

La soif devient non moins impérieuse que l'appétit, peut-être même fatigue-t-elle davantage les malades, surtout après le bain. Ce phénomène se trouverait suffisamment expliqué par l'extrême abondance des sueurs, s'il n'avait une signification plus importante encore. En effet, comme on voit d'ordinaire l'augmentation de la soif être en proportion de celle de la faim, ces deux sensations indiquent bien le mouvement interne d'élimination et de rénovation qui se fait sous l'influence du traitement thermal.

Le tube digestif est encore le siège d'un autre symptôme qui ne manque jamais de se produire du 5ᵉ au 10ᵉ jour de l'usage de l'eau thermale. Nous voulons parler de la constipation. Quand elle survient, on voit l'appétit se suspendre, l'eau minérale être difficilement acceptée, différents phénomènes d'excitation se produire. Comme nous nous attendons toujours à cet accident de la cure, nous le faisons facilement cesser, dès son apparition, par le mélange de l'eau de Jonas, qui est laxative, avec l'eau thermale donnée en boisson. Cette prescription suffit d'ordinaire à dissiper tous les désordres. Dans les rares cas où elle reste inefficace, un purgatif salin, l'usage de la douche ascendante, et l'eau de Jonas aux repas en font toujours justice. En revanche, chez quelques malades qui ont fait un réel abus des eaux, nous constatons quelquefois de la diarrhée. Cette diarrhée, coïncidant avec l'abus des eaux, indique tout simplement une indigestion. Elle cède facilement au repos seul.

*Circulation.* — Nous avons déjà dit combien la circulation est vivement influencée par chacune des diverses pratiques du traitement balnéaire. Cette excitation s'éteint, en général, complètement dans l'heure qui suit et le pouls revient à son type normal. Il ne nous paraît pas que, en dehors du moment qui correspond et qui suit immédiatement l'action des eaux, aucune modification importante soit causée dans le mouvement circulatoire.

*Respiration.* — Cette fonction subit à peu près les mêmes influences et présente les mêmes modifications que celle qui précède. Toutefois, les mouvements respiratoires deviennent bientôt plus larges et plus profonds, ils se succèdent avec une régularité plus grande, ce qui suffit à expliquer la remarque fort juste faite par certains médecins, et notamment par **M.** Grellois, qui ont constaté une diminution réelle dans leur nombre.

*Appareil cutané.* — Après ceux de l'appareil digestif, c'est à la peau qu'il faut rechercher les principaux phénomènes causés par l'action des eaux. En tête, et comme effet, prépondérant, il faut placer la transpiration.

Nous avons déjà vu quelles pratiques balnéaires la développent plus abondamment ; la boisson thermale et la douche la portent à son *summum*. Chez quelques malades elle apparaît dès le début du traitement, mais souvent il faut attendre quelques jours avant de la voir devenir copieuse. Il est extrêmement rare qu'elle fasse défaut. C'est surtout après le bain, et lorsque le malade a été reporté dans son lit, qu'elle se manifeste ; quelques malades éprouvent pourtant la principale crise sudorale pendant la nuit. Enfin les variations atmosphériques, surtout une température élevée et chaude, coïncidant avec une faible pression barométrique, exercent une influence manifeste sur son abondance.

Toutes les fois que le principal effort de la médication thermale porte sur le système cutané, il faut s'attendre à voir apparaître sur celui-ci une de ces éruptions exanthématiques que l'on désigne du nom de *poussées*. Ce phénomène physiologique, que l'on peut tenir pour l'indice d'une puissante dérivation, retentissant sur l'organisme entier, est pourtant moins fréquent à Bourbon qu'à beaucoup d'autres sources. Quelques médecins de notre station ont placé la cause déterminante de ce phénomène dans l'état de faiblesse, le peu de résistance organique des malades qui le présentent. Nous ne discuterons pas cette opinion, mais nous serions assez disposé à considérer d'un œil moins défavorable, au sujet des modifications à imprimer aux affections chroniques, cet énergique mouvement d'émonction contracté par la peau.

Cette éruption exanthématique se présente avec des apparences variées qui la rapprochent soit de l'urticaire, de la miliaire ou de la scarlatine. Quelquefois encore nous l'avons vue être furonculeuse. Son siége le plus ordinaire est aux membres, sur le dos, sur le ventre ou au cou. La poussée est rarement assez intense pour exiger la suspension du traitement.

La *sécrétion urinaire* ne présente pas une suractivité aussi grande que pourrait le faire croire, au premier abord, l'action diurétique des eaux. Ce fait s'explique d'ailleurs facilement par la suppléance énergique que la transpiration apporte à la sécrétion rénale.

L'urine coule seulement plus claire et plus limpide.

M. Grellois qui, nous l'avons vu, admet l'existence de l'absorption cutanée dans les limites et sous les conditions fixées par M. Duriau, note que, contrairement aux assertions de ce dernier auteur, il n'a jamais trouvé l'urine alcaline après le bain. Si nous relevons ce fait, ici, c'est à titre de nouvel argument à l'appui de ce que nous avons dit au sujet du mode d'action de la médication balnéaire.

L'influence qui résulte pour le système nerveux de l'énergique traitement thermal que l'on suit à Bourbon se traduit par une grande sédation et une propension marquée au sommeil. Quand le besoin de sommeil n'est que peu augmenté, il n'a guère d'inconvénient; mais lorsque ce besoin devient plus impérieux surtout chez les malades robustes et sanguins, chez ceux qui ont eu antérieurement des accidents congestifs et chez quelques paralytiques, il faut réagir contre lui par l'exercice et les distractions et ne le satisfaire qu'en prolongeant un peu le sommeil de la nuit.

## ACCIDENTS DE LA CURE

Nous avons dit plus haut que la constipation provoquée à la suite de quelques jours de l'usage de l'eau thermale devait être tenue pour un phénomène physiologique normal de l'action des eaux, et nous avons indiqué le moyen simple de la faire cesser. Le symptôme inverse que peut présenter l'intestin, la diarrhée, est, en général, le résultat d'une mauvaise administration des eaux ou de leur température trop élevée.

Un autre accident assez fréquent, mais peu grave, que nous rapporterions volontiers à la même cause, consiste dans une fièvre légère, avec abolition de l'appétit, soif ardente et constipation. La peau devient sèche, et on constate une excitation générale plus ou moins prononcée. Cet état disparaît par la suspension momentanée du traitement thermal, pendant deux ou trois jours au plus et par l'administration d'un purgatif.

Quelquefois, après quelque temps, ces

symptômes s'accentuent davantage et se compliquent de dégoût absolu pour l'eau thermale, de lassitude, de vertiges et d'un ensemble de phénomènes qui rappellent sensiblement l'état que l'on a décrit sous le nom de fièvre thermale.

Il n'est pas très-rare de constater, lors des premiers bains, des accidents très-analogues à ceux que détermine l'ivresse : c'est là un fait sans aucune importance, puisqu'il est entièrement dû à l'absorption par le poumon de l'acide carbonique qui se dégage de l'eau minérale.

Enfin, un accident de la cure qui, loin d'avoir toujours une signification défavorable, nous permet souvent, au contraire, d'augurer heureusement de l'action des eaux, est le retour ou l'aggravation légère des douleurs dans le traitement des rhumatismes chroniques, des névralgies rhumatismales et de certaines paralysies. Ces crises sont le résultat même du traitement ; elles nous donnent beaucoup, d'ailleurs, à espérer de son efficacité. L'application des cornets nous est alors d'un grand secours pour les modérer et les régler.

# ACTION THÉRAPEUTIQUE

L'action thérapeutique d'une eau minérale, en dehors de la tradition clinique qui livre des faits sans se mettre autrement en peine d'en découvrir la cause, doit être recherchée dans la *composition chimique* de cette eau minérale, en tant qu'agent médicamenteux ; dans sa *thermalité* ; dans les *moyens balnéo-thérapiques* mis en œuvre pour multiplier les formes sous lesquelles on l'administre ; et enfin, dans les *conditions hygiéniques* particulières à la station.

Dans la partie de ce volume consacrée à exposer l'action physiologique de l'eau chlorurée-sodique, bromo-iodurée, thermale, de Bourbon l'Archambault, nous nous sommes attaché à démontrer comment, suivant les doses, la température et les modes d'après lesquels elle est administrée, cette même eau peut agir tour-à-tour, comme reconstituante, altérante, résolutive, substitutive ou sédative.

Il nous reste maintenant à établir comment on peut appliquer chacune de ces actions spéciales à la thérapeutique, et vers le soulagement de quelles maladies on doit plus spécialement les tourner.

Dès à présent, et comme pour tenir compte des enseignements d'une très-ancienne tradition, nous rappellerons que l'eau thermale de Bourbon est employée de longue date dans le traitement des rhumatismes, dans celui des paralysies, surtout des hémépligies, des paralysies générales ou des paraplégies, suite d'apoplexies, et ensuite dans les manifestations très-nombreuses et fort variées de la maladie scrofuleuse.

C'est sur le traitement de chacun de ces trois grands groupes d'affections que nous allons plus spécialement insister, bien que, en réalité, le cadre d'action des eaux que nous dirigeons ne se borne pas strictement à embrasser ces maladies. Il est, en effet, bon nombre d'autres troubles morbides qui peuvent être soulagés et guéris à Bourbon, soit par l'action seule de la source thermale, soit avec l'aide des eaux des trois sources ferrugineuses. Toutes les affections de misère physiologique, l'anémie, la chlorose, le lymphatisme et l'innombrable cortège d'accidents que traînent après eux ces états généraux sont dans ce cas; de même faut-il y joindre ces troubles si pénibles que l'on est convenu de désigner sous le nom de maladies des femmes et qui, d'ordinaire, ne sont que la conséquence d'un des états généraux que nous venons de signaler. Bien que nous soyons de ceux qui pensent qu'il est préférable de moins embrasser pour mieux étreindre, nous ne pouvons pourtant nous résigner à ne pas dire quelques mots du traitement par les eaux de Bourbon des dernières maladies dont nous venons de parler.

A ce propos, qu'on nous permette quelques réflexions au sujet de la tendance actuelle de la médecine par les eaux minérales. Malgré l'apparence, cette digression fait pleinement partie de notre sujet.

Pendant fort longtemps, les eaux minérales ont été appliquées à tort et à travers et d'une façon complétement empirique, dans le mauvais sens de ce mot, de telle sorte que l'on pouvait justement dire de chacune d'elles qu'elle guérissait toutes les maladies. Plus tard, à mesure que se perfectionnaient les procédés de l'analyse chimique, les eaux minérales, mieux connues dans leur composition élémentaire, étaient aussi mieux catégorisées sous le rapport de leurs propriétés thérapeutiques. Bientôt, une véritable science, l'hydrologie médicale arrivait à se constituer, et l'on vit les malades, convaincus par les heureux résultats qu'ils avaient été à même d'observer, affluer en plus grand nombre aux sources minérales.

Mais à côté des sources, l'industrie privée ne tarda pas à créer et à multiplier en grand nombre des moyens de distraction et même de séduction auxquels les baigneurs ne devaient pas rester insensibles. Les propriétés médicales des eaux mises à part, les stations devaient être d'autant plus généreusement dotées, sous ce rapport, que les entrepreneurs étaient plus puissants ou plus riches. Les malades, qui, lorsqu'il s'agit de recourir à l'action des eaux minérales, ont pour coutume de consulter au moins autant leurs goûts pour le plaisir que les exigences de l'état de leur santé, devaient se laisser prendre à cet alléchement. Et l'on vit de grandes stations se créer et étendre outre mesure, et jusqu'à l'impossible, l'action de leurs eaux pour répondre aux instances inconsidérées de certains baigneurs. Elles accaparaient ceux-ci, au détriment d'établissements plus modestes et souvent aussi, hélas ? au détriment de la guérison des malades qui portent ainsi la faute de leur conduite si peu rationnelle.

Or, qu'on nous passe le mot, Bourbon-l'Archambault est assez mal avoisiné sous ce dernier rapport. Cette station n'a pour elle que l'action très-efficace de ses eaux ; encore s'est-elle vue déposséder d'un grand nombre de ces affections de langueur et de faiblesse, qui peuvent guérir un peu partout, mais qui s'accommoderaient bien mieux de l'action tonique et reconstituante d'eaux chlorurées-sodiques et ferrugineuses. Nous les revendiquerons pourtant, non que nous ayons l'espoir de convaincre certains malades, mais pour rappeler ces indications à l'attention de quelques-uns de nos confrères qui pourraient être heureux de les mettre à profit dans certains cas.

Ceci dit, pour la justice de notre cause, et nullement dans un but d'industrialisme, revenons au traitement du rhumatisme par les eaux de Bourbon-l'Archambault.

RHUMATISME CHRONIQUE

Ainsi que l'on peut s'en assurer par l'examen du tableau récapitulatif qui termine ce volume, les affections rhumatismales diverses sont au nombre de celles pour lesquelles les malades recourent le plus souvent à l'action des eaux de Bourbon-l'Archambault.

L'entité morbide que l'on nomme *rhumatisme* n'est pas très-facile à définir. C'est une maladie sans matière dont on ne peut guère se former qu'une conception abstraite et tout hypothétique. Tout au plus la décrit-on en insistant davantage sur le phénomène prédominant, la douleur, et sur les divers points où celle-ci siège le plus ordinairement.

Le rhumatisme est une affection générale qui se distingue surtout par la douleur qui existe sans trace d'aucun autre acte morbide. Le siége de cette douleur est habituellementt dans le tissu fibreux ou musculaire : muscles, viscères, articulations, quelquefois même dans les membranes séreuses ou muqueuses. Enfin, la mobilité, la tendance à la récidive de cette douleur, la facilité avec laquelle elle disparaît et se renouvelle ou passe d'un organe à un

autre forment un dernier caractère de cette affection.

Maintenant qu'est le rhumatisme dans sa
nature ? Appartient-il à l'ordre nosologique
des névroses, comme le prétendent certains
auteurs ? Au contraire, remarquant, comme
le fait M. Grellois, que le rhumatisme revêt
souvent le caractère inflammatoire, caractère dérivé du sang, faut-il, à l'exemple de
ce médecin, considérer le fluide nourricier
comme « le véhicule de l'*agent* rhumatismal. »
Sur ce point, il nous suffira d'avouer l'igno-
rance commune, et il ne nous paraît pas que
ce soit ici le lieu de nous livrer à une disserta-
tion de ce genre.

Ce qu'il nous semble plus important d'établir, c'est que, d'après leur siége, nous reconnaissons des douleurs rhumatismales musculaires, fibreuses, viscérales, névralgiques et
cutanées ;

Que, en dehors de ces affections erratiques,
lorsque le vice rhumatismal vient à se faire
chroniquement sentir sur les tissus fibreux des
articulations, nous avons encore le rhumatisme articulaire ou arthrite rhumatismale
chronique ;

Et qu'enfin, lorsque le mal, gagnant en
fixité, se caractérise par des déformations ar-

ticulaires particulières, nous reconnaissons le rhumatisme goutteux ou arthrite chronique goutteuse.

Il est peu de stations balnéaires, qui, possédant des eaux minérales atteignant à une certaine thermalité et un arsenal balniothérapique un peu complet, ne revendiquent pas pour elles le traitement du rhumatisme. C'est qu'en effet ce sont déjà là deux grandes conditions pour obtenir la guérison de cette maladie. Mais elles sont loin de suffire toujours. Il est un grand nombre de cas où l'action de la température et celle des agents hydrothérapiques, doivent être secondés par une influence spéciale de l'eau minérale.

En effet, il n'est pas très-habituel de voir le rhumatisme exister seul ; le plus souvent il coexiste avec des conditions constitutionnelles ou diathésiques qu'il importe de prendre en considération et de modifier par le traitement. Parmi celles-ci, les complications de nature lymphatique et strumeuse sont extrèmement fréquentes, et c'est principalement dans ces cas que nos eaux chlorurées sodiques fortes de Bourbon pourront rendre des services vraiment exceptionnels.

Ce dernier point est tellement vrai et la pratique l'a si nettement mis en lumière qu'il est

devenu, en quelque sorte, de notoriété pu-
tique, dans les régions qui avoisinent Bourbon-
l'Archambault. Ainsi les habitants de Néris
n'iront pas demander à ces derniers thermes,
qui conviennent surtout aux rhumatisants né-
vropathiques, la guérison de leurs maux. Une
longue expérience leur a appris, au contraire,
que les eaux de Bourbon s'accommodaient
bien mieux à leur constitution, en général,
lymphatico-sanguine.

*Rhumatisme musculaire.* — Le rhumatisme des muscles s'établit sans altération appréciable: ni tuméfaction, ni chaleur, rien
qu'une douleur plus ou moins intense et qui
est surtout mise en jeu par la contraction musculaire. Cette douleur est d'ordinaire fort supportable pendant le repos, mais elle atteint un
degré d'acuité parfois remarquable durant
les mouvements. Il n'est guère de muscle dans
lequel on ne l'ait signalée. Mais de tous les
siéges que cette douleur rhumatismale peut
occuper, celle qui occupe les muscles lombaires, le *lumbago*, est la plus atroce. Elle est
d'autant plus cruelle qu'il est difficile de maintenir les muscles de cette région dans un relâ-
chement complet et que le moindre déplacement du tronc ou des cuisses provoque des
souffrances extrêmes.

Le *torticolis,* la *pleurodynie,* douleur rhumatismale des parois de la poitrine qui rend les mouvements d'inspiration douloureux et difficiles, ne sont guère moins cruels à supporter.

Lorsque le rhumatisme musculaire est récent, qu'il n'est pas la conséquence d'une cause trop souvent répétée, qu'il a encore sa forme erratique, il cède facilement aux plus grands nombres des médications qui ont pour effet de produire d'abondantes transpirations.

Au contraire, lorsque l'origine de la maladie date de loin déjà, qu'elle a pris sa source soit dans une prédisposition originelle de la constitution, soit dans l'action longtemps ou fréquemment répétée des mêmes causes, que l'affection rhumatismale est, en un mot, invétérée ou constitutionnelle, elle devient alors beaucoup plus rebelle au traitement.

Ce ne sera pas de trop alors de la haute température des eaux de Bourbon-l'Archambault, de l'action combinée des différents engins balnéothérapiques que possède cette station : douches chaudes en jet, douche écossaise, massage, etc. Quelquefois même ces moyens énergiques devront être soutenus pendant un temps assez long, surtout s'il y a déjà un commencement de contracture des muscles, ou si la maladie est portée par un sujet manifestement lymphatique. On devra également insister davantage sur le traitement thermal si l'on observe un commencement de paralysie ou d'atrophie des muscles.

*Rhumatisme du tissu fibreux*. — Le rhumatisme fibreux accompagne souvent ou alterne avec le rhumatisme musculaire. Les douleurs qu'il occasionne n'ont d'ordinaire ni l'acuité ni le degré d'intensité de celui-ci. Elles sont plus vagues, moins exaspérées par les mouvements, mais elles se réveillent facilement au moindre changement dans l'état atmosphérique.

On observe le plus ordinairement cette forme aux membres, surtout aux bras ou aux cuisses. Ces douleurs sont éminemment mobiles. Elles cèdent, en général, assez vite au traitement thermal de Bourbon.

*Rhumatisme viscéral*. — La douleur rhumatismale peut également se montrer sur certains viscères, là, du moins, où l'on rencontre un tissu musculaire ou fibreux.

Nous la retrouvons au pharynx, à l'œsophage, au diaphragme, à l'estomac, dans le tissu utérin, etc. Ces affections revètent alors,

le plus souvent, des formes extrêmement mobiles et sont fort douloureuses. Suivant
M. Durand Fardel, « les actes pathologiques
qui se montrent le plus souvent du côté des
viscères chez les rhumatisants, et sous la
forme la plus concordante avec les manifestations caractéristiques du rhumatisme, appartiennent à la *gastralgie* et à l'*entéralgie*. »

La *migraine* est encore fort souvent un accident de nature rhumatismale et il n'est pas
jusqu'aux poumons qui ne puissent présenter
des manifestations de cette maladie. Monne-
ret admettait même une pneumonie ou, du
moins, une congestion pulmonaire d'origine
réellement rhumatismale à laquelle il assi-
gnait pour caractère de survenir brusquement
chez un sujet atteint de rhumatisme musculaire ou articulaire, et de disparaître souvent
à la suite de nouveaux accidents du côté des
muscles ou des articulations.

M. Regnault a décrit, sous le nom de rhumatisme nerveux, « un état de souffrance presque permanent, constitué par des douleurs
qui affectent spécialement les enveloppes séreuses des viscères et qui passent brusquement d'un organe à l'autre, des gros intestins
aux poumons, du cœur à la tête, de l'estomac à la matrice, etc. », et qui se rapporte

manifestement à ce que nous nommons rhumatisme viscéral.

Cet auteur considérait ces accidents comme résultant de l'inertie du système de la veine porte, ou d'un état congestionnaire de ses ramifications ; nous ne savons pas jusqu'à quel point nous devons admettre cette explication. Mais ce que nous savons mieux, c'est que le traitement thermal de Bourbon, conduit avec prudence et maintenu dans les limites d'une énergie modérée nous a donné d'heureux résultats dans les cas, du reste peu nombreux, où nous avons eu l'occasion de l'appliquer.

*Rhumatisme articulaire.* — Cette forme de rhumatisme contribue pour une très-forte part à former le contingent des baigneurs qui qui viennent réclamer le traitement par nos eaux.

Après que la période pyrétique de l'arthrite aiguë a cessé, on voit, surtout chez les sujets de mauvaise constitution, l'engorgement ne se résoudre qu'incomplétement et les articulations demeurer tuméfiées et plus ou moins douloureuses. Parfois, les accidents ne vont pas aussi loin, et ils consistent seulement en une raideur douloureuse, accompagnée de craquements, ou même en un sentiment de faiblesse et de dislocation. Parfois, aussi, en outre du gonflement et de l'épaississement des tissus articulaires, il y a accroissement de la synovie.

Cette affection peut subir facilement des retours d'acuité plus ou moins prononcés. Elle peut aussi aboutir à l'ankylose et à la perte des mouvements des membres. Enfin, chez les scrofuleux et chez les personnes profondément débilitées, l'articulation malade peut subir des altérations plus profondes encore qui constitueront la tumeur blanche.

C'est surtout dans cette forme du rhumatisme que l'eau thermale de Bourbon-l'Archambault, à l'exclusion d'un grand nombre d'autres sources moins minéralisées et moins actives, rendra de précieux services. Nous l'administrons alors en bains tempérés et en douches générales, que nous rendons graduellement plus chaudes et plus fortes. Nous y associons l'usage de l'eau minérale en boisson ; et nous appelons encore à notre aide les pratiques d'un massage méthodiqne et bien réglé.

*Rhumatisme goutteux ou arthrite noueuse.* — La variété d'arthrite chronique à laquelle nous faisons allusion est caractérisée, au moins dans sa période d'état, par l'absence d'hydarthrose; aussi a-t-elle été qualifiée de sèche par certains auteurs, notamment par M. Deville. On l'a rapprochée, dans son étiologie, à la fois de la diathèse goutteuse et de la diathèse rhumatismale.

L'arthrite chronique noueuse est une affection assez grave dans ses résultats, puisqu'elle se complique de trois ordres de lésions : lésions propres des surfaces articulaires, déformations qui résultent de ces lésions, et, en outre, de l'action musculaire. En effet, les articulations sont altérées dans leurs cartilages, dans leur membrane synoviale, dans le tissu osseux et jusque dans les tissus avoisinants.

Au début, les cartilages deviennent plus épais, se ramolissent et s'ulcèrent pour s'amincir plus tard et devenir transparents. La membrane synoviale disparaît après avoir subi l'inflammation. Les os sont raréfiés, atrophiés, ou ils subissent la dégénérescence graisseuse, se renflent aux extrémités, et se couvrent d'ostéophytes ou d'ostéochondrophytes qui, contournant l'articulation ou pénétrant dans sa cavité, la déforment, détruisent tous les rapports des surfaces. A la longue les articulations se luxent, autant par l'effet de la rétraction des muscles que par celui des ostéophytes, ou elles s'ankylosent. De leur côté, les muscles s'atrophient bientôt et se paralysent. En outre des souffrances qu'il endure, le malade a donc la douleur de reconnaître qu'il perd successivement l'usage de ses articulations et que le mal gagne des plus petites aux plus grandes. Enfin, les souffrances qui ont pu ne se faire sentir que par accès, au début, deviennent bientôt continues, bien que leur intensité ne soit pas toujours égale.

L'arthrite noueuse passe, à bon droit, pour une des maladies le plus opiniâtrement rebelles à la thérapeuthique. On lutte contre la diathèse au moyen des préparations alcalines, mais ce mode de traitement ne donne guère de résultats favorables que pour les sujets chez lesquels prédomine l'élément goutteux. Trousseau faisait justement remarquer que dans la médication à instituer de cette maladie, les indications devaient être avant tout individuelles et que l'on pouvait souvent remonter, de la sorte, à un état diathésique, scrofule, syphilis, sur lequel la thérapeutique pouvait avoir prise.

Avec M. Durand-Fardel, nous ne sommes pas éloigné d'admettre que le rhumatisme noueux se présente souvent lié à la scrofule.

Ainsi se trouverait expliquée l'action de l'eau chlorurée de Bourbon pour résoudre les dépôts formés dans les gaines tendineuses, dans les capsules synoviales et les têtes des os. L'application de l'eau minérale, assez longuement soutenue, en bains, en douches, aidée par les cornets et le massage des muscles, peut prévenir les ankyloses et même remédier à la luxation et à la distorsion des articulations.

Chez les malades entachés de syphilis, la médication par les eaux de Bourbon doit aussi toujours être tentée; non pas qu'il puisse s'agir, lorsque la maladie est déjà avancée et les déformations considérables, d'une complète guérison, mais bien d'une très-notable amélioration et aussi de prévenir une ankylose imminente.

*Paralysies rhumatismales.* — A la suite du rhumatisme, il convient de placer ces pertes de la motilité et de la sensibilité, considérées par un grand nombre d'auteurs comme purement fonctionnelles et qui ont été rattachées au rhumatisme. Suivant l'acception la plus générale, nous nommons ces paralysies rhumatismales sans nous arrêter à rechercher plus à fond si elles sont le plus souvent de simples paralysies *a frigore* ou si elles sont plus intimement liées à une diathèse rhumatismale.

Les paralysies de cette espèce sont, pour la plupart suivies de guérison. Nos eaux employées à haute température et sous les formes les plus énergiques, la douche, les cornets, le massage les impressionnent très-heureusement et en provoquent promptement la guérison.

## HÉMIPLÉGIES CÉRÉBRALES. — PARALYSIES

Nous voici arrivé à un des points à la fois les plus importants et les plus difficiles de l'exposition des propriétés thérapeutiques des eaux de Bourbon-l'Archambault. Point très-important, parce qu'il représente pour cette station un genre de médication que l'on chercherait en vain ailleurs ; très-difficile, parce qu'il va à l'encontre des opinions les plus généralement répandues parmi les médecins. Nous voulons parler du traitement des hémipligies cérébrales dans un temps fort rapproché de l'accident.

Depuis un temps très-reculé, il est de tradition d'envoyer à Bourbon, comme à tant d'autres sources thermales, les malades devenus hémiplégiques à la suite d'apoplexie. Mais tandis que, aux autres sources, on attend pour soumettre les paralytiques à l'action des eaux qu'un temps assez long se soit écoulé depuis l'accident et que tout retour spontané vers la guérison ait cessé de la part de l'organisme, on applique, au contraire, le traitement thermal de Bourbon à une époque très-voisine de l'apoplexie. C'est là, comme on le voit, une différence radicale et sur laquelle il ne sera pas superflu d'insister.

Les diverses espèces de paralysies, paraplégies, paralysies localisées ou généralisées, qu'elles atteignent à la fois la motilité et la sensibilité, ou l'une de ces deux fonctions seulement, qu'elles soient d'origine périphérique ou bien liées à un état général de l'organisme, rentrent également dans le cercle d'action de la thérapeutique puissante de Bourbon. Les seules contre-indications sont les paralysies qui dépendent de lésions organiques, de mouvements inflammatoires actifs vers les centres nerveux ou d'une péri-méningo-encephalite diffuse.

L'institution d'une thérapeutique aussi active, dès les premiers temps d'une paralysie consécutive à une apoplexie, a surpris et surprend encore un grand nombre de médecins qui n'ont pas été précisément instruits dans ces opinions. Pourtant les faits sont là, et si fort qu'ils puissent répugner aux idées reçues, il faut bien qu'on les accepte puisqu'ils existent. Du reste, ce n'est pas d'hier que cette médication est pratiquée, comme on le verra bientôt, et plus d'une discussion a été déjà soulevée sur ce sujet.

Une des plus importantes, car elle a été agitée entre des médecins qui avaient tous une connaissance approfondie des eaux minérales, a eu son cours en 1856 au sein de la Société d'hydrologie médicale de Paris. Nous allons rappeler les différentes phases de cette discussion et, pour mieux nous mettre à l'abri du reproche de partialité, nous en emprunterons l'exposition à l'excellent article que M. Desnos a consacré à la station de Bourbon-l'Archambault dans le *Nouveau Dictionnaire de médecine et de chirurgie pratiques*.

« Jusqu'à cette époque, on ne s'était peut-être pas suffisamment expliqué sur les conditions d'énergie, d'opportunité, de chances de succès, et même d'utilité formelle dans lesquelles devait être institué le traitement, lorsqu'en 1856, à l'occasion d'une discussion sur le *Traitement des paralysies*, porté à l'ordre du jour de la Société d'hydrologie, deux médecins de Bourbon, Regnault et Caillat, vinrent exposer devant ce corps savant leurs opinions sur ce point délicat de pratique thermale.

« Formulant contre l'usage des émissions sanguines dans le traitement de l'hémorrhagie cérébrale, une proscription déjà ancienne et reproduite à l'heure qu'il est, avec une exagération, que ne saurait reprouver tout clinicien éclairé ; novateur en apparence, mais continuateur en réalité, d'une tradition qui, avec Isaac Cattier, remontait déjà à plus de deux siècles de date et avait pour représentants J.-H. Chomel (1734), Faye (1788), PP. Faye (1834) Pouzaire, Fagon, Daquin, Regnault vint exprimer des opinions qui ne laissèrent pas que de produire une certaine émotion, et qui peuvent se résumer dans les propositions suivantes :

« 1° Dans les hémiplégies apoplectiques, la guérison sera d'autant plus prompte que le malade aura été moins saigné.

« 2° Le traitement thermal sera d'autant plus efficace qu'il sera appliqué à une époque plus rapprochée de l'accident.

« Regnault réclamait, en outre, un traitement thermal énergique.

« Tout en se séparant de son collègue sur la manière dont devait être dirigé le traitement, sur la nécessité de le surveiller attentivement et de chercher à développer surtout des propriétés altérantes, un peu hypothétiques peut-être, Caillat lui apportait l'appui de son expérience en ce qui touchait aux points fondamentaux de sa thèse, à savoir :

« Amélioration d'autant plus prompte que la paralysie était moins ancienne et avait été combattue par des moyens moins nombreux, moins énergiques, moins débilitants.

« Aucun effet fâcheux produit par les eaux, non-seulement dans les hémiplégies anciennes, mais encore dans les plus récentes, datant de 3o, 28 et même 20 jours. »

M. Desnos, après avoir expliqué pour quels motifs il se trouve dans l'obligation de renoncer à une discussion complète sur le traitement hydro-thermal des paralysies, formule en ces termes, les conclusions à propos de Bourbon :

« Ce qu'il importe de constater, en ce qui concerne la pratique de Bourbon, c'est qu'elle n'offre pas les dangers qu'on pourrait redouter *a priori*. Il est bon, toutefois, de ne point partager la sécurité de Regnault sur les conséquences d'une thérapeutique très-active (1), et de surveiller avec soin le traitement qu'on institue généralement de la manière suivante : d'un à quatre verres d'eau minérale par jour, en prenant la précaution d'entretenir la liberté du ventre avec de l'eau de Jonas qui jouit de propriétés laxatives, ou quelque autre eau purgative, de l'eau de Pullna, notamment; bains de piscine de 34° à 35° pendant dix ou quinze minutes à une demi-heure de durée, douche d'une hauteur de deux mètres, et de 33° à 40° ou même 45° à 47° de température ; bains de jambes, le soir, dans l'eau minérale de 44° à 47° ; applications d'eau froide sur la tête pendant le bain et la douche. »

Cette importante discussion était achevée lorsque nous fûmes appelé aux eaux de Bourbon-l'Archambault, en 1860. Le sujet en litige avait d'abord causé une grande surprise; l'impression produite avait été profonde; malgré l'évidence des faits, quelques esprits persistaient à rester dans une grande réserve à l'endroit de ce traitement hydro-thermal des

---

(1) Nous apprécions, comme il convient, la sage prudence qui a dicté ces réserves à M. Desnos, mais nous nous réservons de revenir plus loin sur ce point.

paralysies suites d'apoplexies récentes. Nous crûmes donc que notre premier soin devait être de rechercher et de contrôler par nous-même l'exactitude des opinions soutenues par **MM**. Regnault et Caillat. Nous pensâmes aussi que notre premier devoir était de contribuer, à notre tour, dans la limite de notre pouvoir, à éclairer l'esprit des membres de la Société d'hydrologie en leur apportant de nouveaux faits sérieusement observés. Ce fut cette étude qui nous préoccupa plus particulièrement durant nos premières années de pratique à Bourbon.

Nous nous attachâmes donc à élucider les trois questions capitales que voici :

Quel est le moment le plus opportun pour envoyer à Bourbon-l'**Archambault** une hémiplégique ?

Dans quelle mesure le traitement par les eaux peut-il lui être utile ?

Quels sont, enfin, les inconvénients qui peuvent résulter de ces mêmes eaux administrées à une époque rapprochée de cet accident?

Dès l'année 1863, nous présentions à la Société d'hydrologie le résultat de 27 cas d'hémiplégies suffisamment détaillés et traités par les eaux de Bourbon durant les deux saisons précédentes. En 1866, nous apportions vingt observations nouvelles qui venaient prêter appui à celles qui les avaient précédées et qui, comme elles, montraient l'application du traitement hydro-thermal à des accidents apoplectiques *datant de quelques jours et ne dépassant pas une année révolue.*

Bien entendu, nous ne nous chargions pas de justifier l'*action spécifique* des eaux de Bourbon, invoquée par quelques auteurs, non plus que leur efficacité réelle dans tous les cas d'hémiplégie. Mais si, sur ces deux points, nous n'allions pas aussi loin que nos honorables prédécesseurs, nous voulions, du moins, qu'il ne restât aucun doute, dans l'esprit des membres de la Société d'hydrologie, sur l'innocuité et l'opportunité de nos eaux dès le début des hémiplégies apoplectiques.

Nous tentions ainsi de ranimer cette discussion parce que, comme nous venons de le dire, quelques doutes avaient paru survivre au précédent débat, doutes qui rendaient notre situation délicate, qui pouvaient causer un réel dommage à une certaine classe de malades, et qui faisaient et font peut-être encore sentir leur influence dans les contrées voisines de Bourbon, sans que nous veuillons autrement rechercher les motifs de ces dires si prudents.

A l'aide de ces observations, il nous fut d'abord facile d'établir, fait extrêmement important, que les inconvénients qui pouvaient résulter de l'emploi des eaux minérales de Bourbon, administrées à une époque très rapprochée de l'apoplexie, étaient nuls, n'existaient pas. Nous présentions, en effet, deux observations de malades admis quelques jours seulement après avoir été frappés et qui furent soumis à un traitement prudent, cela va de soi, sans aucun préjudice pour eux. Les autres étaient échelonnés à des dates plus ou moins récentes, un certain nombre n'étaient éloignés de l'attaque que d'un mois, de six semaines, ou de deux mois ; pour les plus anciens, celle ci ne remontait pas un an.

Or, aucun de ces malades n'a eu à se repentir d'être venu à Bourbon. Les moins favorisés ont vu seulement leur maladie rester stationnaire : le plus grand nombre a éprouvé une amélioration sensible ; d'autres plus heureux, malheureusement ce n'est pas la majorité, sont partis ne gardant plus qu'un état de faiblesse dans le bras primitivement paralysé.

Quant à la détermination du moment opportun pour soumettre un hémiplégique au traitement de Bourbon, nous reconnûmes dès cette époque, et nous avons toujours reconnu depuis, la parfaite justesse de l'opinion que MM. Regnault et Caillat avaient ainsi formulé :

« Amélioration d'autant plus prompte que la paralysie est moins ancienne, qu'elle a été combattue par des moyens moins nombreux, moins énergiques, moins débilitants. »

Enfin pour la dernière question : dans quelle mesure le traitement par les eaux peut-il être utile ? Nous affirmons sans hésitation, que les hémiplégiques par apoplexie, qui ne présentent ni mouvement inflammatoire vers les centres nerveux, ni dégénérescence de ces organes, ne sauraient se mal trouver du traitement thermal de Bourbon. Nous ne répondons pas, bien entendu, ne jamais constater d'insuccès, il s'en faut, mais nous affirmons ne pas avoir à redouter d'accidents ; nous promettons une amélioration plus ou moins notable, et parfois même très notable à un grand nombre de paralytiques, et enfin la guérison à quelques-uns.

Pour établir ce point avec toute la rigueur qu'il mérite, nous allons, d'ailleurs, reproduire les résultats généraux des deux séries de malades dont nous avons présenté les observations à la Société d'hydrologie.

La première série d'observations, fournie par 27 malades, a donné comme résultats : guéris 3, soulagés 13, sans changement 11. La seconde série, formée de 20 observations : guéris 2, soulagés 12, résultats nuls 6. Et maintenant, nous le demandons, est-il possible de mettre en doute, non seulement la parfaite innocuité, mais encore l'efficacité d'un traitement qui, pour une maladie aussi difficilement curable, donne, en réalité, sur 47 cas où il est appliqué cinq guérisons, vingt-cinq améliorations et qui n'échoue complètement que dans dix-sept cas seulement !

Nous nous sommes laissé entraîner, à propos du traitement thermal de la paralysie apoplectique à Bourbon, à des développements un peu plus étendus que pour le traitement des autres affections qui sont également passées en revue dans ce volume. C'est qu'il nous a paru superflu de faire partager à d'autres médecins une sécurité et une confiance dont nous sommes profondément convaincu, ni de lutter contre une opinion que nous ne craignons pas de qualifier de timorée et de préjudiciable au malade.

C'est ici surtout que nous regrettons que la disposition que nous avons donnée à ce travail ne nous permette pas de faire intervenir une longue exposition d'observations cliniques. Notre première intention avait pourtant bien été d'en présenter quelques-unes. Mais en réfléchissant qu'on pourrait nous chicaner sur le choix que nous aurions pu faire, nous préférons renvoyer nos confrères au mémoire dans lequel ces observations se trouvent consignées. — Elles ont supporté l'épreuve de la discussion de la Société d'hydrologie (1).

Nous dirons, pour terminer ce qui a rapport au traitement des hémiplégies cérébrales, que c'est surtout chez les malades à tempérament lymphatique prononcé, que l'amélioration s'est faite promptement et d'une manière incontestable. Qu'on examine les faits, et on ne pourra s'empêcher de reconnaître avec nous que c'est bien l'état général qui a été amélioré avant tout, et qu'un changement dans l'état local s'en est suivi comme conséquence.

Ce dernier point est si vrai qu'à ceux qui seraient tentés de placer autre part que dans

(1) *Étude sur l'emploi des eaux minérales de Bourbon-l'Archambault dans les hémiplégies cérébrales*. Paris, Adrien Delahaye, éditeur, 1867. Extrait des *Annales de la Société d'hydrologie*.

l'action des eaux l'influence heureuse, nous répondrions par l'argument que voici : Les observations des malades que nous avons mis en cause ont été prises indistinctement à l'établissement thermal et à l'hôpital civil de Bourbon. Or, si dans la première de ces maisons le malade est entouré de précautions de tous genres et suit, d'ordinaire, un traitement rationnel et scrupuleusement dirigé, il n'en est malheureusement plus de même, trop souvent, à l'hôpital civil. Là, la direction médicale est loin d'être fidèlement suivie, même de loin, les infractions aux règles de l'hygiène la plus élémentaire n'y sont que trop nombreuses, les imprudences et les offenses au sens commun que trop fréquentes. Or, malgré cela, le résultat curatif est à peu près le même dans les deux services. Il est même assez commun de voir les résultats favorables l'emporter à l'hôpital, ce qu'il faut attribuer, en partie, à l'extrême délabrement et au profond épuisement que présentent, à leur arrivée, les malades qui le peuplent, misère physiologique que contribue, en partie, à réparer le régime meilleur pour eux auquel ils sont soumis durant leur séjour dans cet établissement charitable.

Il ne faudrait pas conclure de ce que nous

venons de dire que, la bonne direction du traitement et une vigilante circonspection dans son application soient deux conditions secondaires. On nous aurait fort mal compris. Nous avons voulu seulement indiquer par là quelle part importante revient à l'action des eaux. Mais, moins que personne, nous ne pouvons nous illusionner sur la valeur des indications qu'il y a à déduire de l'âge et du tempérament du malade, du temps écoulé depuis le début de la maladie, des indices à tirer de l'état de contraction ou de résolution des membres. Ce sont là autant de circonstances qui influent puissamment sur le résultat à attendre du traitement.

Ce traitement thermal est avant tout dérivatif et révulsif. Révulsion énergique, établie sur toute la surface cutanée au moyen des bains et surtout des douches ; appel du sang de l'intérieur à la périphérie ; révulsion locale rendue plus puissante encore par l'application des cornets ; affusions froides sur la tête. Enfin, dérivation établie sur l'intestin par l'usage de l'eau laxative de Jonas. La langue, la vessie, le rectum, les jambes sont les organes paralysés qui ressentent les premiers les effets de ce traitement ; la paralysie des bras cède moins facilement.

La *paraplégie* ou paralysie des membres inférieurs et du bassin, dûe à une inflammation chronique de la moëlle ou de ses membranes, se laisse encore plus aisément attaquer par l'action révulsive de notre traitement thermal. Le nombre des résultats favorables obtenus est plus grand et les guérisons sont plus fréquentes.

Nous avons déjà indiqué les bons effets des eaux de Bourbon dans le traitement des *paralysies rhumatismales*. Il faut signaler encore leurs résultats non moins heureux dans les paralysies qui succèdent à des *contusions, à l'intoxication saturnine*, à des convulsions chez les enfants.

Enfin, nous répéterons une dernière fois que, dans le traitement des paralysies, à Bourbon, que l'on fasse appel à la propriété altérante des eaux ou à leur action dynamique, le traitement thermal est toujours bien supporté. Si, ce que nous sommes loin de promettre, il ne procure pas la guérison dans tous les cas, son indication ne s'en trouve pas moins toujours bien établie. Le pis qu'il puisse advenir, c'est que l'état du malade n'éprouve aucun changement ; mais d'accidents déterminés par le traitement thermal, il n'y en a pas à redouter, dès le moment que celui-ci a été institué avec la prudente réserve et la grande circonspection dont ne se départissent jamais les médecins de Bourbon.


## SCROFULE

Dans le traitement des affections qui forment les deux grands groupes qui précèdent, nous avons eu plus particulièrement l'occasion de voir intervenir les effets perturbateurs, dynamiques, révulsifs, dérivatifs, diaphorétiques et stimulants des eaux de Bourbon. Dans le traitement de la scrofule, c'est de leurs effets toniques, altérants et reconstituants que nous allons plus spécialement nous occuper. En même temps nous verrons changer les modes employés pour l'administration des eaux. On aura moins en vue d'agir sur la superficie ; on recherchera davantage les effets profonds et une action plus soutenue.

Actuellement, tous les médecins sont à peu près d'accord pour reconnaître que la plus caractérisée des indications des eaux chlorurées sodiques-iodurées, par suite de l'action spéciale que celles-ci possèdent, est certainement contre la scrofule. Mais les manifestations de cette maladie générale sont si nombreuses et si variées qu'il nous faut encore mettre quelque orde dans.leur exposition et dans les indication de leur traitement.

Au premier rang des accidents scrofuleux qui sont le plus heureusement modifiés par les eaux chlorurées-sodiques-iodo-bromurées de Bourbon, il faut placer les *affections des ganglions lymphatiques et du tissu cellulaire*, adénopathies scrofuleuses, engorgements sub-inflammatoires des glandes, des ganglions, du tissu cellulaire, qu'ils siègent au cou ou au mésentère (écrouelles, carreau) ; les eaux de Bourbon présenteront toujours une merveilleuse efficacité dans leur traitement.

Après celles qui précèdent, viendront les *affections des os et des articulations* que l'eau minérale attaquera à la fois par la reconstitution de l'état général et par la modification des lésions locales. Ici, la thérapeutique devra être altérante d'une part, excitante et substitutive de l'autre. La *périostite, l'ostéite strumeuses*, et même lorsque les lésions sont plus avancées, *la carie, la nécrose,* seront très efficacement modifiées par le traitement thermal. Sous son influence, on verra l'engorgement ou la suppuration osseuse augmenter d'abord, puis diminuer et finalement se tarir, que l'inflammation subaiguë siège dans le tissu spongieux des os longs ou des os courts ou sur la diaphyse. On s'assurera que, par un traitement soutenu, les os reviennent à leur forme et à leur consistance normales. Dans les cas de carie, celle-ci se cicatrise. De même la nécrose se limite, les séquestres se détachent et sont expulsés.

Lorsque les accidents s'étendent des os aux ligaments et aux articulations, les résultats obtenus ne sont pas moins favorables. Le *mal vertébral de Pott*, les *tumeurs blanches*, les *arthrites sèches* sont dans ce cas. Ce sont même là les affections qui sont traitées à Bourbon en plus grand nombre et avec le plus d'efficacité.

Les eaux minérales que nous dirigeons rendent encore des services, mais à un degré moindre que pour les affections qui précèdent, dans le traitement des *manifestations scrofuleuses* qui siègent *sur les muqueuses et sur la peau*.

Parmi les *scrofulides des muqueuses*, nous signalerons en première ligne, l'*ophthalmie scrofuleuse*, dont le traitement se fait à la fois par l'eau thermale et par les douches d'œil de Jonas (1). Nous citerons après les flux m

(1) Voyez page 122.

queux, muco-sereux ou muco-purulents du conduit auditif externe, l'*otite*, des fosses nasales, l'*ozène*, et de la *muqueuse vulvo-vaginale ;* nous retrouverons cette dernière affection à propos des maladies des femmes.

Parmi les maladies de la peau, nous mentionnerons plus particulièrement l'*impétigo*, l'*eczéma scrofuleux* chez les enfants, l'*ecthyma* et les *ulcères scrofuleux* chez les adultes.

Le *goître* appartient trop bien à la scrofule, et il est malheureusement trop répandu dans certaines contrées marécageuses du centre, dans le Berri, le Nivernais, la basse Bourgogne et certaines régions de l'Auvergne, pour que nous puissions omettre de signaler contre cette affection l'action des eaux de Bourbon, secondée par des applications iodurées.

## LYMPHATISME

Tout à côté de la scrofule, mais pourtant distinct de cette cruelle diathèse, il nous faut placer le lymphatisme, cet état général si commun chez un grand nombre d'enfants et de femmes. Dans ces dernières années on est allé chercher surtout la médication de cette affection sur les bords de la mer. Cette conduite est excellente, mais le traitement marin ne peut malheureuseusement pas convenir à tous les sujets lymphatiques, notamment à ceux qui sont doués d'une constitution nerveuse et très-irritable.

C'est pour les malades de cette catégorie, que la médication marine a établi des bains d'eau de mer chauffée et l'hydrothérapie mitigée. C'est-à-dire que c'est pour se mettre en rapport avec les conditions exigées par ces malades, qu'elle s'est trouvée dans l'obligation d'atténuer, autant qu'elle a pu, le degré d'énergie qui lui est propre. Notre pratique déjà longue aux eaux de Bourbon, nous permet d'assurer qu'un grand nombre de malades de cette classe supporteraient beaucoup plus facilement notre traitement thermal et s'en trouveraient bien mieux.

Tout à côté du lymphatisme et sur la même ligne, nous placerons les *convalescences difficiles*, à la suite de maladies graves et prolongées, les *accidents de la croissance* et les complications si fréquentes de la *chlorose* et du lymphatisme chez les jeunes filles.

La débilitation consécutive à la *syphilis constitutionnelle* et au traitement spécifique que celle-ci a nécessité, a plus d'un point de ressemblance avec le lymphatisme exagéré et avec la scrofule, tant de ressemblance même que l'on n'a pas oublié l'heureuse expression, scrofulate de syphilis, proposée par M. Ricord, pour désigner certains de ces états. L'action reconstituante des sources de Bourbon est donc fort précieuse pour les malades de cette espèce.

Pour finir d'un coup ce qui a trait à ces derniers malades, nous rappellerons que l'action pertubatrice de la médication thermale de cette station a donné souvent des succès très-marqués dans le traitement du tremblement mercuriel.

## NÉVRALGIES

Toute une classe de malades, au tempérament nerveux, à la vie plus ou moins sédentaire, habitués à une contention d'esprit assez soutenue, sont trop souvent en proie à des névralgies diverses, erratiques, intermittentes, mais atrocement tenaces.

Une partie de ces névralgies doivent être rapportées, dans leur cause, au vice rhumatismal, et nous avons déjà dit ce que peut contre elle le traitement thermal de Bourbon, à propos du rhumatisme nerveux.

Les autres névralgies sont le plus habituellement portées soit par des personnes éminemment nerveuses et de constitution sèche,
soit par des sujets qui ne sont pas moins nerveux, mais dont la fibre est molle, le fond du
tempérament lymphatique et souvent plus ou
moins entâché d'anémie ou d'une chlorose
si prolongée que l'on pourrait la dire constitutionnelle.

Ce sont les malades de cette seconde catégorie que nous revendiquons plus particulièrement, en vue d'un traitement par les eaux
de Bourbon. Celles-ci, par l'usage balnéothérapique externe, agissent sur la peau et sur
les nerfs superficiels ; par l'usage interne,
dans lequel on fait intervenir l'action de nos
sources ferrugineuses, elles modifieront surtout la constitution faible et épuisée, sous
la dépendance directe de laquelle tous ces
accidents douloureux ont fait explosion.

Quant aux malades éminemment nerveux
de la première classe, ils se trouveront mieux
d'une médication stimulante et plus sédative,
comme l'est, par exemple, celle que l'on institue par les eaux de Néris.

La *sciatique*, les névralgies lombaires de
l'utérus et de la vessie, sont certainement des
plus cruelles, particulièrement la première.

Qu'elles aient le caractère rhumatismal, qu'elles soient liées à quelques troubles de la menstruation, ou qu'elles paraissent seulement sous la dépendance d'un état de faiblesse ou d'un épuisement général, elles seront également bien impressionnées par un traitement à Bourbon, pourvu qu'il n'y ait pas une prédominance formelle de l'état névropathique. La médication que nous leur opposons est toujours perturbatrice, et met avant tout en usage les douches de tout genre, surtout la douche écossaise.

## GASTRALGIE, DYSPEPSIE

La gastralgie et la dyspepsie sont des affections que l'on prétend guérir à peu près à toutes les sources minérales.

La gastralgie, névralgie douloureuse de l'estomac, aura à Bourbon le sort des autres névralgies. L'usage externe de l'eau de la Source thermale, à l'intérieur l'emploi de l'eau des sources ferrugineuses, combattront efficacement les douleurs des gastralgies fixes, et d'autant plus sûrement que la névrose de l'estomac sera sous la dépendance d'un principe rhumatismal.

Sous le nom de dyspepsie, on a réuni des troubles non douloureux de la digestion, bien divers par leur cause et par les phénomènes par lesquels ils se traduisent. Il y a d'abord la dyspepsie des gourmands et des gros mangeurs, que suffit à guérir un changement de climat et de régime. Il en est de même de la dyspepsie primitive, reconnaissant presque toujours des causes hygiéniques, vie trop sédentaire, influences morales dépressives, repas irréguliers, etc. Ce sont là précisément de ces formes de dyspepsie qui guérissent partout, et Bourbon l'Archambault, avec ses eaux acidulées ferrugineuses de Saint-Pardoux, de la Trollière, de Jonas, peut davantage sur ces effets physiologiques que beaucoup d'autres stations.

Mais, on le pense bien, si nous avons parlé du traitement de la dyspepsie à propos des eaux que nous dirigeons, c'est que celles-ci possèdent une action plus spéciale et plus réellement médicale sur certaines formes de la dyspepsie. Il est, en effet, des dyspepsies qui, existant depuis longtemps et à un degré notable, ont causé une perversion et une langueur de fonctions générales telles que les troubles de la digestion n'apparaissent plus, au milieu des symptômes, qu'au second rang et comme épiphénomènes. Dans ce cas, ce n'est plus assez d'instituer une thérapeutique en vue de l'appareil digestif; il faut que la médication soit plus générale, qu'elle s'adresse à tout l'organisme, qu'elle provoque, en un mot, la reconstitution. Ce n'est plus trop alors d'employer des bains, bains actifs et prolongés, la stimulation de la douche, enfin, de faire intervenir tout l'ensemble des procédés de la balnéothérapie.

Dans ces cas encore, à un certain moment du traitement, nos eaux ferrugineuses et gazeuzes nous prêtent un très-précieux concours. Il en est ainsi, du moins, dans la dyspepsie si commune des chlorotiques et des scrofuleux. Et, à la condition que le traitement thermal soit autrement conduit, nous ne réussissons pas moins bien contre les dyspepsies des rhumatisants et des paralytiques.

## MALADIES DES FEMMES

Les prédominances constitutionnelles, lymphatique, strumeuse, herpétique, l'atonie générale, la chlorose invétérée, telles sont les causes à longue portée auxquelles on peut, en général, rattacher les maladies présentées par les femmes qui fréquentent les thermes de Bourbon. A ces causes diathésiques, il faut joindre les accidents, suites de couches laborieuses ou difficiles, la fatigue physique et les causes morales dépressives.

Les accidents les plus souvent présentés sont les engorgements du col et du corps de l'utérus, avec ou sans érosion, les ulcérations, le catarrhe utérin ou vaginal, compliqués ou non de déplacement.

Le traitement que nous opposons à ces états est à la fois général et local. Bains prolongés en piscine à des températures peu élevées ; irrigations douces et fraîches faites avec l'eau ferrugineuse de Jonas sur l'organe malade (1). Au contraire, s'il y a atonie utérine, défaut de réaction, et si nous avons constaté la présence d'ulcères anciens, nous prescrivons les douches ascendantes, vaginale et utérine. Voilà pour le traitement local.

Le traitement général n'est pas moins important ; aussi le faisons-nous marcher de front et nous efforçons-nous de provoquer la reconstitution de nos malades par la médication chlorurée-sodique iodurée, d'une part, et, d'autre part, en les soumettant à l'usage

(1) Voyez page 120.

de nos eaux martiales naturelles pendant les repas. En procédant de la sorte nous avons la satisfaction de voir céder assez promptement ces troubles des organes de la génération, toutes les fois qu'ils se rattachent à l'une des causes, soit générales, soit accidentelles, que nous inscrivions en commençant ce paragraphe.

### AFFECTIONS CHIRURGICALES

A côté du traitement des paralysies, nous avons déjà indiqué celui des *atrophies* des muscles et des *rétractions* des tendons qui les accompagnent si souvent, surtout dans les affections rhumatismales et goutteuses. L'*ankylose*, surtout la fausse ankylose, conséquence de l'altération des membranes synoviales, dans l'arthrite scrofuleuse; l'ankylose provenant des altérations plus graves encore du rhumatisme noueux, sont soumises avec avantage au traitement dé Bourbon. Ces diverses affections n'y sont pas traitées moins heureusement qu'à Bourbonne ou à Barèges.

Il en est de même des *fractures* et des *rétractions cicatricielles* qui succèdent à des *plaies* par *armes à feu,* par *armes blanches* ou à des *brûlures*.

Pour les fractures récentes, nous avons vu, comme notre confrère M. Grellois, que leur traitement par les eaux de Bourbon n'offre pas les dangers qu'on avait supposés. Au contraire, ce mode de traitement, loin de retarder la formation et la consolidation du cal, ne lui est en aucune façon préjudiciable et il en hâte la solidité.

# CONTRE-INDICATIONS

Les préceptes généraux de l'hydrologie médicale sont aujourd'hui assez connus de tous pour qu'il devienne superflu de tracer les contre-indications d'un traitement thermal. On sait la formule : sont contre-indiquées toutes les maladies *aiguës* de la tête, de la poitrine, du ventre, des articulations, etc., les affections organiques du cœur, des gros vaisseaux, l'hydropisie générale, le cancer, etc.

Encore chacune de ces contre-indications générales doit-elle donner matière à des distinctions qui ressortent suffisamment de ce que nous avons dit à propos des indications de chacune des maladies qui peuvent être traitées par nos eaux. Ainsi, prenons pour exemple l'apoplexie cérébrale et l'hémiplégie qui en est la conséquence. D'après les préceptes généralement suivis, on doit attendre qu'un temps assez long se soit écoulé à partir de l'attaque avant d'entreprendre un traitement thermal. Nous avons fait voir, au contraire, qu'une des meilleures conditions de réussite, à Bourbon, était d'entreprendre le traitement thermal fort peu de temps après l'attaque. C'est donc là une indication qui est particulière à ces sources. Il en est de même pour les fractures récentes.

Les contre-indications les plus accentuées à l'égard de nos eaux seraient peut-être dans un état névropathique général extrêmement développé, et dans l'imminence de la congestion, *mais seulement chez les sujets éminemment sanguins*. Encore est-il des cas où ces deux états ne mériteront pas d'être considérés comme comportant une contre-indication sérieuse.

En résumé, après le soin que nous avons pris de tracer, dans les chapitres qui précèdent, les indications des eaux de Bourbon, nous considérons comme fort difficile et surtout comme très superflu de chercher à établir ces contre-indications de ces

mêmes eaux dans un chapitre particulier.
Une maladie étant donnée, si l'on désire en
connaître les indications et les contre-indications par rapport à nos sources, on voudra
bien se reporter au paragraphe du livre où
cette maladie est passée en revue.

# TABLEAU RÉCAPITULATIF

*Indiquant les diverses affections présentées par les malades qui ont fréquenté les thermes de Bourbon-l'Archambault durant ces dernières années, et la fréquence relative de chacune des affections traitées.*

---

### Rhumatisme

|  | Hommes. | Femmes. |
|---|---|---|
| Rhumatisme généralisé | 262. | 200. |
| Rhumatisme articulaire | 138 | 101. |
| Rhumatisme viscéral | 4. | 1 |
| Rhumatisme musculaire | 16 | 6. |
| Rhumatisme noueux | 1. | 9. |
| Lumbago | 7 | 3. |
| Cystite rhumatismale | 1. | 0. |
| Rachialgie | 10. | 4. |

### Paralysies.

|  | Hommes. | Femmes. |
|---|---|---|
| Hémiplégies | 45 | 36 |
| Paraplégies | 44. | 21. |
| Parisies | 12 | 7 |
| Paralysies générales | 3 | 0 |
| Paralysies partielles | 6 | 2. |
| Scrofule | 11. | 6. |

## Affections des os et des articulations.

| | | |
|---|---|---|
| Arthrite, hydarthrose, ankylose... | 39 | 17 |
| Tumeurs blanches................ | 33 | 7 |
| Carie osseuse.................... | 14 | 2. |
| Nécrose........................ | 3 | 0. |
| Coxalgie....................... | 42. | 21. |
| Mal vertébral de Pott........... | 3 | 0. |
| Entorse........................ | 1 | 0 |
| Scoliose....................... | 4 | 6. |

## Rétractions musculaires et cicatricielles.

| | | |
|---|---|---|
| Rétraction musculaire............ | 2 | 2. |
| Rétraction musculaire, suite de fracture et de luxation........... | 35 | 5. |
| Rétraction musculaire, suite de brûlures...................... | 2 | 1. |
| Rétraction musculaire, suite de blessures et de contusions........ | 40 | 4. |
| Atrophie musculaire.............. | 2 | 0. |

## Névralgies.

| | | |
|---|---|---|
| Sciatique...................... | 76 | 33. |
| Névralgies diverses............. | 0. | 6. |

## Affections diverses.

### 1º Médicales.

| | | |
|---|---|---|
| Myélite ...................... | 3 | 4. |
| Chorée........................ | 0 | 1 |
| Affaiblissement général, suite de fièvre typhoïde............... | 7 | 6. |
| Gastrite chronique.... | 1 | 0. |
| Entérite chronique.............. | 0 | 2 |

| | | |
|---|---|---|
| Pyémie générale............ | 2 | 0 |
| Hépatite chronique......... | 1 | 0 |
| Intoxication saturnine...... | 1 | 0 |
| Hypochondrie.............. | 1 | 0 |
| Spermatorrhée............. | 1 | 0. |
| Eczéma................... | 0 | 1 |
| Sclérème................. | 1 | 0 |

2o Chirurgicales.

| | | |
|---|---|---|
| Plaies et ulcères variqueux........ | 2 | 0 |
| | 865 | 514. |

Par le tableau ci-dessus, nous avons eu principalement en vue d'indiquer le degré de fréquence relative de chacune des affections pour lesquelles les malades viennnent demander un soulagement aux sources de Bourbon. Mais puisque nous avons entrepris d'esquisser, bien qu'à grands traits, le passé de cette station, nous allons jeter un regard sur les statistiques que nos prédécesseurs nous ont laissées de leur pratique; nous entrerons ensuite dans quelques détails au sujet de celle qui nous est particulière.

Le docteur P. P. Faye, pour ne pas remonter plus loin qu'à l'époque où ce médecin dirigeait l'emploi médical des sources, dans un tableau qui comprend une période de dix ans, de 1824 à 1833, établit à 6180 le nombre des malades qui vinrent à ces eaux durant ce temps. Les manifestations rhumatismales articulaires, musculaires ou goutteuses sont de beaucoup les plus communes. Elles figurent à elles seules, dans ce tableau, pour un chiffre de 1907 malades, que l'inspecteur divise ainsi au point de vue des résultats du traitement : 895 guéris, 825 soulagés, 87 traités sans succès. Le nombre des paralysies rhumatismales est 283 et se décompose en 170 guérisons, 113 améliorations; aucun insuccès n'est noté. Celui des hémiplégies à la suite d'apoplexie est de 290 : 20 guérisons, 235 améliorations, 35 insuccès sont les nombres entre lesquels se répartissent les résultats du traitement.

Après viennent par ordre de fréquence les paralysies partielles rhumatismales, les ophthalmies chroniques, les affections chlorotiques et scrofuleuses, les accidents scrofuleux des os et des articulations, les athrophies musculaires, les ankyloses et les rétractions musculaires ou cicatricielles.

En somme, le docteur P. Faye ferme son tableau récapitulatif par le relevé que voici :

| | |
|---|---:|
| Malades guéris............... | 2.769 |
| Malades soulagés............. | 2.905 |
| Traités sans succès......... | 506 |
| Total............... | 6,180 |

Il indique encore, et ceci est à noter au point de vue de l'histoire de la fortune passée de Bourbon, que 1880 personnes sont venues dans cette station pour y accompagner les malades.

Le docteur Regnault, qui succéda au docteur P. Faye, n'a pas réuni sous forme de tableau les résultats de sa pratique. Après plusieurs années d'exercice à ces sources, il a seulement indiqué des résultats généraux que nous relevons dans la brochure qu'il a publiée en 1842. Nous devons faire observer que dans cette statistique faite en bloc et sans désignation bien nette, le docteur Regnault s'est souvent borné à ajouter les résultats de sa pratique personnelle à ceux qu'avait déjà indiqués son prédécesseur.

C'est ainsi que nous voyons que sur une série de 292 paralysies d'origine rhumatismale ou traumatique, dont une partie appartenait sûrement à la pratique de Faye, le docteur Regnault inscrit 141 guérisons, 152 notablement soulagés.

Le même auteur indique 390 hémiplégiques par suite d'apoplexie : guérisons 26, notablement soulagés 317, traités sans succès 47. Un seul malade, ajoute-t-il, a succombé pendant le traitement.

Pour les paraplégiques, le total est de 376 et se décompose ainsi : 93 guérisons, 251 améliorations sensibles, 32 insuccès.

Le nombre des rhumatismes musculaires s'élève à 1226 : 610 ont été guéris, 617 soulagés, 93 traités infructueusement.

Les résultats pour le traitement du rhumatisme nerveux sont plus favorables encore : en tout 206 malades, 157 guérisons, 49 notablement soulagés.

Pour les autres affections, le docteur Regnault s'est fait un devoir d'indiquer dans quels cas on devait surtout compter sur les bons effets des eaux, mais sans noter ces résultats par des nombres.

Les résultats que nous avons obtenus nousmême, dans notre pratique, se rapprochent très sensiblement de ceux énoncés par nos devanciers. Nous noterons toutefois que, bien que l'installation balnéothérapique de l'établissement thermal de Bourbon ait été considérablement amélioré en plusieurs de ses parties, nous n'oserions pas affirmer que les cas de guérisons complètes aient été aussi fréquents, dans quelques affections, que nos prédécesseurs ont cru pouvoir l'indiquer. Il est vrai que nous nous appuyons principalement, en ce qui nous concerne, sur ce que nous voyons des résultats immédiats des eaux. Nous n'ignorons pas qu'il est assez commun de voir l'amélioration très notable ou même la guérison définitive ne se prononcer que consécutivement au traitement. Et, alors, comme trop souvent nous avons complétement perdu de vue les malades, les cas heureux ne peuvent malheureusement figurer dans notre statistique.

Le relevé de nos notes nous permet d'avancer que, sur un ensemble de 728 observations d'affections rhumatismales diverses (rhumatismes musculaire, articulaire, viscéral ou rhumatisme généralisé), plus de 300 malades ont quitté nos eaux dans un état de santé assez satisfaisant pour qu'on les considère comme guéris, au moins temporairement; un plus grand nombre n'ont obtenu du traitement qu'un notable soulagement, bien que les effets de la médication aient été manifestes; 87 malades seulement ont été traités sans succès.

La névralgie sciatique, même lorsqu'elle était restée rebelle aux médications ordinaires de la thérapeutique, a résisté rarement à l'ensemble de moyens puissants qu'offre contre elle le traitement thermal de Bourbon. Sur un ensemble de 109 cas de cette maladie, nous l'avons vu céder 77 fois à un traitement plus ou moins prolongé, mais toujours énergique. Nous faisons, dans ces circonstances, un grand usage de douches chaudes et surtout de la douche écossaise. Nous en dirons autant du traitement du lumbago et de la rachialgie.

Les pertes partielles de la sensibilité et de la motilité d'origine rhumatismale, les paralysies, se dissipent graduellement sous l'influence de notre médication thermale. Nous obtenons la guérison dans plus des deux tiers des cas.

Les résultats du traitement, malgré l'efficacité très réelle de celui-ci, sont malheureusement loin d'être aussi avantageux quand il s'agit des hémiplégies, suites d'apoplexie. Sur une série de 81 malades, mis en traitement à des époques diverses, mais toujours assez rapprochées de l'accident hémorrhagique, nous avons eu la satisfaction d'obtenir la guérison chez 14 d'entr'eux; 49 ont été notablement soulagés; 18 seulement ont vu leur état demeurer sans changement.

Après ce que l'on sait de l'action énergique des eaux chlorurées-sodiques-iodurées et thermales, ainsi que des eaux ferrugineuses, dans le traitement des accidents des glandes, des os et des articulations de nature scrofuleuse, dans les affections chlorotiques, anémiques et dans celles qui résultent d'une débilitation

profonde de l'organisme, il n'est plus utile,
croyons-nous, que nous reprenions ici la statistique des résultats obtenus dans ces cas.
La composition chimique des eaux minérales
dont nous dirigeons l'emploi, suffira à en faire
comprendre la haute valeur. Nous nous bor-
nons donc à prier le lecteur de vouloir bien se
reporter à ce que nous en avons dit dans la
partie de ce livre consacrée à la thérapeutique.

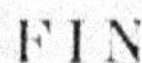

FIN

---

Page 109. — Dans la note, au bas de la page, au lieu de « blénorrhée » *lisez* : blennorrhée.

Page 118. — Au commencement du dernier paragraphe de cette page, au lieu de : « Ce sont d'abord toute la nombreuse légion... » *lisez* : C'est d'abord toute...

Page 119, 3ᵉ ligne. — Au lieu de « blénorrhée » *lisez* : blennorrhée.

# TABLE DES MATIÈRES

Vichy. — Imp. Wallon.

RED. :

17

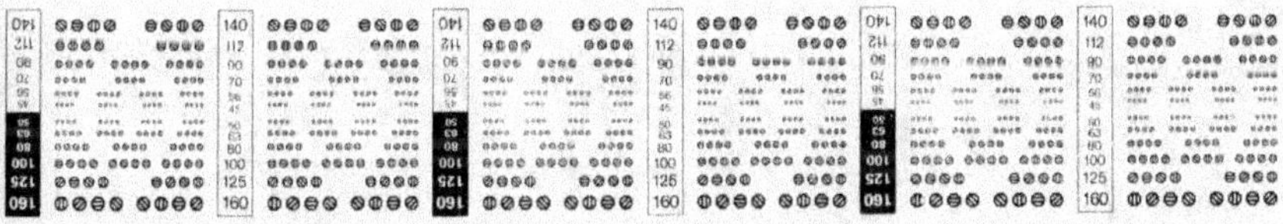

MIRE ISO Nº 1
NF Z 43-007
AFNOR
Cedex 7 - 92080 PARIS-LA-DÉFENSE

379.89.70
graphicom

0 1 2 3 4 5 6 7 8 9 10

# BIBLIOTHEQUE

# NATIONALE

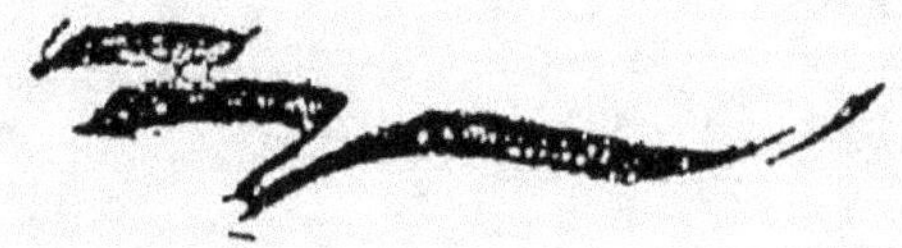

CHATEAU

de

SABLE

1994